生物分析与检验研究

马博　于萍　涂文娇 ◎ 著

吉林科学技术出版社

图书在版编目（CIP）数据

生物分析与检验研究 / 马博，于萍，涂文娇著. —

长春：吉林科学技术出版社，2023.5

　ISBN 978-7-5744-0488-5

　Ⅰ．①生… Ⅱ．①马… ②于… ③涂… Ⅲ．①生物检

验—研究 Ⅳ．①R446.1

中国国家版本馆 CIP 数据核字（2023）第 105675 号

生物分析与检验研究
SHENGWU FENXI YU JIANYAN YANJIU

作　者	马　博　于　萍　涂文娇
出 版 人	宛　霞
责任编辑	赵　沫
幅面尺寸	185 mm×260mm
开　本	16
字　数	241 千字
印　张	10.75
版　次	2023 年 5 月第 1 版
印　次	2023 年 5 月第 1 次印刷

出　版　吉林科学技术出版社

发　行　吉林科学技术出版社

地　址　长春市净月区福祉大路 5788 号

邮　编　130118

发行部电话/传真　0431-81629529　81629530　81629531
　　　　　　　　　81629532　81629533　81629534

储运部电话　0431-86059116

编辑部电话　0431-81629518

印　刷　北京四海锦诚印刷技术有限公司

书　号　ISBN 978-7-5744-0488-5

定　价　65.00 元

前　言

近年来，由于应用物理和化学、分子生物学、微电子技术、电子计算机技术及仪器分析等学科的发展，促进了医学检验学科的快速发展，各种检测仪器、检验方法日新月异，让人应接不暇。检验技术的发展为临床诊治疾病及检验医学的普及创造了良好的条件，在临床医疗中的作用也日益突出。

现代生物工程属高新技术领域之一，与医药工业关系极为密切，自其诞生伊始，即在医药工业中取得举世瞩目的成就，因之医药生物工程受宠日隆，其对新药研制、开发与未来医药工业结构调整及改造将产生极为深远影响。鉴于此，生物制药类各专业学生掌握现代生物工程基本原理及基本技能乃当今医药工业发展情势所必需，故本课程在生物制药专业学生的学习中占有极重要地位。此外，本书亦可作为微生物制药专业、药学类其他专业及生物化工专业教学参考书，同时对生物类科技人员也有重要参考价值。

本书属于生物工程方面的著作，论述了生物分析常用的方法及常见物质的检验。首先介绍了生物分析与检验的基本知识与技能，在此基础上依次介绍了酶分析法、免疫分析法、色谱分析法，以及核酸扩增技术、分子杂交技术、微生物群落结构分析、高通量测序与彗星实验等。该书通俗易懂、结构严谨、知识精练、重点突出，对从事生物工程、药物生产、食品研究和分析检验的人员有学习和参考的价值。

本书共八章，第一章简要概述了生物分析与检验的基本知识与技能；第二章简要概述了酶分析法的主要内容；第三章主要概述了免疫学的内容、免疫分析方法和免疫扩散法；第四章简要概述了柱色谱、纸色谱、薄层色谱、气相色谱分析以及高效液相色谱分析；第五章简要概述了聚合酶链反应、PCR产物的不同检测技术以及衍生的PCR技术；第六章简要概述了核酸分子杂交、杂交信号的检测、基因芯片技术；第七章简要概述了FISH技术、变性凝胶电泳技术以及T-RFLP技术；第八章简要概述了高通量测序与彗星实验。

本书在撰写过程中，参考了大量有价值的文献与资料，吸取了许多人的宝贵经验，在此向这些文献的作者表示敬意。由于作者自身水平及时间有限，书中难免有错误和疏漏之处，敬请广大读者和专家给予批评指正。

作者

2023年4月

目 录

第一章 生物分析与检验的基本知识与技能

生物工程分析检验手段对传统发酵食品中的营养功能成分、有毒有害物质、有害微生物及转基因成分等进行定性定量测定，可为传统发酵食品的质量安全保障、生产工艺改进，乃至产业良性发展提供有益参考。

第一节 常用玻璃器皿及仪器的使用

一、化学实验常用的玻璃仪器

生物分析与检验中常用的玻璃仪器一般由软质或硬质玻璃制作而成。如普通漏斗、量筒、吸滤瓶、干燥器等均由软质玻璃制成，它们的耐温性、耐腐蚀性较差，但价格相对便宜；而烧瓶、烧杯、冷凝器等玻璃仪器则由硬质玻璃制成，它们一般具有较好的耐温、耐腐蚀性能。生物分析与检验所用的玻璃仪器一般可分为普通玻璃仪器和标准磨口玻璃仪器。

（一）普通玻璃仪器

实验室常用的普通非磨口玻璃仪器有锥形瓶、烧杯、量筒（杯）、吸滤瓶（又称抽滤瓶）、普通漏斗、分液漏斗等。

1.锥形瓶

锥形瓶常用作反应器；容量分析时作为滴定容量器；蒸馏时作为馏液接收器；也可作为少量气体发生器。

使用方法和注意事项：

（1）作为反应器时，盛放溶液总量一般不超过容量的1/3。防止振荡时液体溅出。

（2）加热时，先擦干外壁，垫在石棉网上或置于水浴中进行。防止受热不均而炸裂。

（3）振荡时，用手指拿住锥形瓶的颈部，用腕力以手腕做支点，使锥形瓶做圆周运动，不能上下振动或左右摆动。防止液体溅出瓶外。

2.烧杯

烧杯常用于配制溶液，加速固体物质的溶解或加热较多量的液体；也可作为较多量物质的反应器。

使用方法和注意事项：

（1）加热前，先擦干外壁、底部；加热时应放在石棉网上或电热板上，使其受热均匀。防止局部温度过热而使烧杯破裂。不能用空烧杯干烧，也不能用火焰直接加热。因为底部面积大，直接加热玻璃，会使其受热不均而易爆裂。

（2）作为反应器时，试剂总量不得超过烧杯容量的2/3，须加热时，液体总量一般不超过容量的1/3。防止搅动时液体溅出或沸腾时液体外溢。

（3）配制溶液时，所盛放溶液量为容积的1/2最佳。

（4）不可用烧杯长期存放化学试剂，也不可用烧杯作为餐具、茶具。防止试剂变质，保证安全。拿烧杯时，应用手拿烧杯外壁，手指不要接触内壁。防止污染。

3.量筒、量杯

量筒、量杯常用于量取要求精度不太高的一定体积的液体。

使用方法和注意事项：

（1）使用前，先要清楚量筒的分度值和起始分度，分度值按自下而上的顺序递增排列。分度表不是由器底刻起，而是从相当于全量筒的1/10开始刻起。

（2）不能加热，也不能量取热液体，更不能在量筒内配制溶液或做固体溶解的实验。防止炸裂或容积取量不准确。

（3）使用量筒时应竖直放在水平桌面上，读数时，视线应与液面最凹点在同一水平面上，读取与液体弯月面相切的刻度值。这样读数取值准确。

（4）量取已知体积的液体，应选择比已知体积稍大的量筒，以减少误差。

量杯使用方法和注意事项同量筒，但量杯的精确度比量筒更差。

4.漏斗

漏斗用作过滤器（配上滤纸分离固液混合物）或用于向小口径容器内加液等。

使用方法和注意事项：

（1）不可直接在火焰上加热。防止炸裂。

（2）根据沉淀物不能充满到滤纸的1/2高度这一要求来选择漏斗的大小。防止过滤太慢，便于洗涤。

（3）过滤前，漏斗应放在铁架台的漏斗架上，使下端的管口尖紧贴受器内壁。防止滤液溅出。

（4）过滤时，滤纸的边缘要比漏斗口稍低2～3 mm，并紧贴漏斗壁，中间不要有气泡，防止滤液流到滤纸外；倾入滤物的液面也应低于滤纸边缘2～3 mm。防止悬浮沉淀物溢出或渗入滤液。

（5）用长颈漏斗作为加液器。组装气体发生装置时，颈底部应插入液面内。防止气体自漏斗逸出。

使用玻璃仪器时应轻拿轻放。除试管等少数仪器外，一般都不能直接用明火加热。锥形瓶不耐压，不能做减压用。厚壁玻璃器皿（如吸滤瓶）不耐热，不能用作加热容器。广口容器（如烧杯）不能存放有机溶剂。带活塞的玻璃器皿如分液漏斗、滴液漏斗、分水器等，用过洗净后，在活塞与磨口间应垫上纸片，以防粘连。若已粘连，可用水煮后再轻敲活塞，或在磨口四周涂上润滑剂后用电吹风吹热风，使磨口膨胀松开。另外，温度计不能当成搅拌棒使用，也不能用来测量超过量程范围的温度。温度计使用后要缓慢冷却，不可立即用冷水冲洗，以免炸裂。

（二）标准磨口玻璃仪器

常用的标准磨口玻璃仪器有各种烧瓶、蒸馏头、干燥管、冷凝器、接收容器等。标准磨口，是指其接口部位的尺寸都是按标准统一生产的，即标准化的。磨口玻璃仪器分为10、14、19、24、29、34、40、50等号。只要是相同尺寸的标准磨口，相互之间便可以装配吻合。对不同尺寸的磨口仪器，还可以通过相应尺寸的大小磨口接头使之相互连接。

（三）夹持仪器

1.镊子

镊子用来夹取砝码（专用）或块状药品。

使用方法和注意事项：

（1）砝码专用镊子只能夹取砝码，不能兼做其他用途。普通镊子不能用来夹取砝码。防止污染砝码，使称量不准确。

（2）镊子在夹取药品后，应及时洗擦干净。防止受腐蚀。

（3）镊子不能代替坩埚钳使用。防止夹取时坩埚脱落。

2.坩埚钳

坩埚钳用来夹取热的坩埚、蒸发皿等，有时也用来夹取金属丝（条）状物做燃烧实验用。

使用方法和注意事项：

（1）夹取灼热的器皿时，一定要预热坩埚钳。防止器皿因骤冷而破裂。

（2）夹取瓷质器皿，不能用力过猛，夹取灼热的器皿后，器皿和坩埚钳不能放在桌面上，而应放在石棉网上。防止夹碎、烧焦桌面。

3.试管夹

试管夹用于夹持试管加热。

使用方法和注意事项：

（1）使用试管夹时，应手握长柄，用大拇指对短柄施加压力，控制试管夹的夹紧或松开。试管应从底部套入试管夹，夹在试管的中上部。

（2）加热时，手握试管夹的长柄，不得触及短柄。不要烧坏或腐蚀试管夹。

4.铁架台

铁架台用于固定和支持各种仪器，一般常用于过滤、加热等实验操作。

使用方法和注意事项：用铁夹夹持玻璃仪器时，勿过松、过紧，应以仪器不能移动为准。松则易脱落，紧则易损坏仪器。

二、其他仪器

（一）玻璃棒

玻璃棒用于搅拌溶液，防止局部温度过高造成液体飞溅，或加快固体溶解，或加快反应速率；也可使固体或溶液混合均匀；溶解、过滤时，用于引流或转移晶体；蘸取少量溶液，用以检验溶液的性质。

使用方法和注意事项：每次实验后必须洗净玻璃棒防止沾污试剂。

（二）水槽

水槽是用作贮水的容器，它常与集气瓶配合使用，用排水法收集气体。

使用方法和注意事项：不能被加热，也不能用来盛温度过高的热水，防止损坏水槽。

（三）药匙

药匙用于取少量粉末或小颗粒状固体药品。

使用方法和注意事项：要保持药匙的洁净，防止沾污试剂。物质取用量多时用大匙，量少时用小匙。

（四）酒精灯

酒精灯用作热源，是实验室最常用的加热仪器。灯焰分为焰心、内焰、外焰三个部分。外焰温度最高，应用外焰部分对物质或容器进行加热。

使用方法和注意事项：

（1）酒精灯的酒精量不超过其容积的2/3，不少于其容积的1/3。防止发生爆炸起火。

（2）添加酒精时，必须先熄灭灯焰，待灯身稍冷时再注入酒精。点燃时用火柴，绝对禁止用燃着的酒精灯引燃另一只酒精灯。绝对禁止向燃着的酒精灯里添加酒精，防止酒精溢出起火。

（3）使用时，取下灯帽并竖直放在灯旁；将灯芯用镊子理平使之长短适合，剪去烧焦的部分，然后用火柴或细木条点燃。防止发生火灾，或因火苗不正常而达不到理想的温度。

（4）熄灭时用灯帽盖灭，不能用嘴吹灭，防止火焰进入灯内，造成灯内酒精起火。正确的做法是必须用灯帽盖灭，然后把灯帽再提一下放走部分热的酒精蒸气，盖好灯帽，以保证灯帽内外压强一致。

（5）使用时，燃着时间不宜太长，若使用时间较长时，须用湿布将灯身包围；随用随点燃，不用时及时盖好灯帽。防止灯内充满蒸气引起爆炸；灯芯上有残留水分后不易点燃。

三、仪器的洗涤

应该养成仪器用完立即洗净的习惯。这样，不但容易洗净，而且由于了解残渣的成因和性质，便于找出处理残渣的方法。例如，碱性残渣和酸性残渣分别用酸和碱液处理，就可能将残渣洗去。时间长了，就会给洗刷带来很多困难。

洗涤试管或烧杯时，可以注入半管（瓶）水，稍稍用力振荡，把水倒掉，这样连续数次即可洗净。若内壁还附有不易洗掉的物质，可用毛刷刷洗。洗试管时，应用左手食指、中指和拇指捏住试管上端，使试管口向上，稍微倾斜，用试管刷蘸水或肥皂水、洗衣粉等洗涤剂上下转动刷洗试管。

试管刷顶部必须有棕毛，否则易顶破试管底部。洗刷试管时，不能用手掌握住试管，更不能用掌心抵住试管底部，否则一旦试管破裂会扎破手心。刷洗时，还应注意不要让试管刷后端的铁丝划破试管口。试管刷洗完后，应用自来水冲洗干净，再用蒸馏水按“多次少量”的原则，洗去自来水中的 Ca^{2+}、Mg^{2+}、Cl^- 等离子。一般情况下，洗涤 2 ~ 3 次即可。尽量不要用去污粉洗涤玻璃仪器，因为去污粉是由碳酸钠、白土、细砂等混合而成，其中碳酸钠是碱性物质，可除去油污；白土有吸附作用；细砂起摩擦作用。若长期用去污粉去洗涤玻璃仪器，有可能使玻璃发“毛”，所以不用为好。玻璃仪器洗净的标志是当倒出水后，在器壁上形成一薄层均匀的透明水膜。若容器内壁有油污，水就会在器壁上形成滴或成股流下。

刷洗烧瓶时可用烧瓶刷，用刷子在瓶内上下左右前后刷洗，若刷不到瓶壁，可把烧瓶刷弯成一定角度进行刷洗。其他玻璃仪器的洗刷可视具体情况选用不同式样和大小的毛刷。洗涤方法和要求与上述相同。

玻璃仪器洗干净的标准是：洗过的玻璃仪器内壁附着的水既不聚成水滴，也不成股流下。洗刷干净的仪器应倒放在平稳的地方或放在试管架上晾干。

有些油污用肥皂水或洗衣粉清除不掉时，可根据油污的成分，使用不同的试剂去除油污。

一般来说，凡碱性油污，例如不溶于水的碱、碳酸盐、碱性氧化物等物质，可先加稀盐酸再用水冲洗；若是酸性油污，可用碱来清除。其他一些特殊的油污消除方法简述如下：

（1）高锰酸钾迹的清除。可用10%的硫代硫酸钠液浸洗除去，也可用10%的草酸溶液清洗。

（2）二氧化锰迹的清除。盛放高锰酸钾溶液的容器，往往在器壁上留下一层棕褐色的二氧化锰，可加盐酸，使之与二氧化锰生成可溶于水的氯化锰而被除去。

（3）银盐迹的清除。银盐和硫代硫酸钠反应生成可溶于水的络合物和卤化钠而被除去。因此，银盐迹可用硫代硫酸钠溶液清除。

（4）银镜和铜镜的清除。向生成银镜和铜镜的容器中加入稀硝酸并微热，便可清洗银镜和铜镜。

（5）木焦油迹的清除。玻璃器皿附有木焦油迹时，可用浓碱液浸泡一天，然后用水清洗。

（6）油污的清除。仪器上附有油污，可用热碱液煮洗。

（7）硫迹的清除。若器壁上附有硫，可用煮沸的石灰水清洗，因两者相互作用生成多硫化物而较易将硫除去。

（8）碘迹的清除。器壁上附着的碘，可用酒精擦洗。

（9）研钵中污迹的清除。取食盐少许放在研钵内研洗，然后倒去食盐再用水洗。瓷蒸发皿和坩埚中有污迹，可以用浓硝酸或王水洗。

（10）不明来源或难去除污迹的清除。对不明来源或用上述方法难以洗涤的斑迹，可用铬酸洗液洗涤。铬酸洗液具有很强的氧化性，这是由于重铬酸盐与浓硫酸作用产生铬酐的结果：

Cr^{6+}从还原剂中夺取三个电子而本身被还原成Cr^{3+}，因而产生了氧化性。铬酸洗液呈红褐色，使用时应将仪器上的油污尽量洗净，倾去水后再加入少量洗液，缓缓转动仪器，使未洗净的地方充分湿润，静置片刻后，将洗液倒回原瓶。然后用清水冲去残液可以继续使用，但效能逐渐降低，因此，每次使用时，应稍加一些浓硫酸帮助恢复酸的强度。若使用次数过多，受还原性物质的污染，整个溶液就变成绿色。此时，溶液中的高价铬绝大部分已被转化成低价铬，洗液也就没有氧化性了。据有的资料记载，铬酸洗液会使玻璃仪器吸收一定量的CrO^2，而这些CrO^2即使用水蒸气也不易完全除去，因此，一般情况下，不宜用铬酸洗液洗涤仪器。通常用浓硝酸代替铬酸作为洗液，同样可达到清除不明斑迹的目的。

洗涤中的注意事项：

（1）刷洗时所选用的毛刷，通常根据所洗仪器的口径大小来选择，过大、过小都不合适；不能使用无直立竖毛（端毛）的试管刷和瓶刷，刷洗不能用力过猛，以免击破仪器底部；手握毛刷的位置不宜太高，以免毛刷抖动或弯曲及毛刷端头铁器撞击仪器底部。

（2）用肥皂或合成洗涤剂等刷洗不干净，或者仪器因口小、管细，不便用毛刷刷洗时，一般选择用洗涤液洗涤。使用洗涤液时仪器中不宜有水，以免稀释使洗涤液失效；贮存洗涤液要密闭，以防止吸水失效；洗涤液中若有浓硫酸，在倒入被洗仪器中时要先少量，以免发生反应过分激烈，溶液溅出伤人；洗涤液中若含有毒 Cr^{3+} 要注意安全，切忌将毛刷放入洗涤液中。

（3）洗涤时通常是先用自来水，不能奏效再用肥皂液、合成洗涤剂等刷洗，仍不能除去的污垢采用洗涤液或其他特殊洗涤液。洗完后都要用自来水冲洗干净，必要时再用蒸馏水洗。

（4）洗涤中蒸馏水的使用目的在于冲洗经自来水冲洗后留下的某些可溶性物质，所以只是为了洗去自来水采用蒸馏水。使用时应尽量少用，采用少量多次（一般三次）的方法。

（5）仪器洗净的标志是仪器倒转过来，水顺着器壁流下，只留下均薄的一层水膜，不挂水珠，则证明仪器已洗净。

（6）已洗净的仪器不能再用布或者纸擦拭，因为布或者纸的纤维或上面的污物会沾污仪器。

第二节　培养基的配制

培养基是通过人工的方法将微生物生长所需要的各类营养物质配制成符合要求的营养基质，其主要成分必须包括微生物生长所需的六大营养要素，即水分、碳源、氮源、能源、无机盐和生长因子，且其间的比例是适合的。

培养不同种类的微生物，所需的培养基不同；同一种类的微生物由于培养目的不同，所需的培养基也有差别。

一、培养基的成分、种类及作用

（一）培养基的成分

1.营养物质

（1）糖与醇类

提供细菌所需碳源和能源，还可以利用细菌对糖（醇）类利用能力的差异鉴别细菌。常用的糖类有单糖（如葡萄糖、阿拉伯糖等），双糖（如乳糖、蔗糖等），多糖（如菊糖、淀粉等）；醇类有甘露醇、卫茅醇等。糖类物质不耐热，高温加热灭菌时间过长使糖破坏，含有糖类的培养基宜采用55.46 kPa/cm² 的压力灭菌。

（2）肉浸液系

用新鲜牛肉去掉脂肪、肌膜及肌腱等浸泡煮沸制成的肉汤。肉浸液中包括含氮浸出物、非含氮浸出物及一些生长因子，可提供细菌生长所需要的氮源和碳源。由于加热后大部分蛋白质凝固，仅留少部分氨基酸和其他含氮物质，故在制作培养基时，一般需再加1% ~ 2%蛋白胨和0.5%的NaCl。蛋白胨是由动物或植物蛋白质经酶或酸碱分解而产生的中间产物，主要供给细菌氮源，此外在培养基中具有缓冲作用。

（3）牛肉膏

肉浸液加热浓缩而得到的膏状物。其中不耐热的物质如糖类已被破坏，故其营养价值不及肉浸液，但因无糖，可作为肠道细菌鉴别培养基的基础成分。

（4）血液

除能增加培养基中蛋白质、氨基酸、糖类及无机盐等营养成分外，还能提供辅酶、血红素等特殊生长因子。此外，还可以观察细菌的溶血现象。

（5）鸡蛋与动物血清

此二者不是培养基的基本成分，但对某些营养要求高的细菌则是必需的营养物质，如培养结核分枝杆菌的鸡蛋培养基、培养白喉棒状杆菌的吕氏血清斜面等。

（6）无机盐类

提供细菌生长繁殖需要的磷、硫、钾、钠、镁、钙等矿物质元素，参加细菌中氨基酸和酶的组成，维持细胞的渗透与平衡，维持细菌酶的活性。常用的无机盐有氯化钠、磷酸氢二钾、硫酸镁等。

（7）生长因子

一些细菌生长所必需而自身不能合成的物质。通常为有机化合物，包括B族维生素、某些氨基酸、嘌呤、嘧啶及特殊的生长因子，如流感嗜血杆菌需要X因子和V因子。生长因子常存在于动物血清、酵母浸液、肝浸液及鸡蛋等中。

2.水

细菌所需要的营养物质必须先溶于水，营养的吸收与代谢才能进行。制备培养基常用不含杂质的蒸馏水或离子交换水。

3.凝固物

制作赋形剂、制备固体培养基时，必须加入凝固物质，如琼脂、明胶、卵白蛋白及血清等。最常用的是琼脂。琼脂是从石花菜、紫菜等海生植物中提取的一种胶体物质，其化学成分主要为胶体多糖类。具有在100℃溶解、45℃以下时凝固的特性，琼脂本身无营养价值。明胶是由动物胶原组织（如皮、肌腱等）经煮沸熬制而成，一般不用明胶作为赋形剂，但可制备鉴别培养基，用来观察细菌对明胶有无液化作用。

4.指示剂

在某些培养基中加入一定种类的指示剂，可观察和鉴别细菌是否分解利用糖类、氨基酸等物质。常用的酸碱指示剂有酚红、溴甲酚紫、溴麝香草酚蓝、中性红及甲基红等。在进行厌氧菌培养时，还须在培养环境中加入氧化还原指示剂，常用的有亚甲蓝等。

5.抑制剂

抑制剂是一类能抑制或减少非检出菌生长而有利于检出菌生长的物质，即具有选择性抑制作用。常用的有胆盐、煌绿、玫瑰红酸、亚硫酸钠及多种抗生素等。在制备培养基时，根据不同目的选择不同的抑制剂。

（二）培养基的种类

1.根据培养基的性状分类

（1）液体培养基

不加任何凝固剂。培养基的成分均匀，微生物能充分接触和利用培养基中的养料，增菌培养、细菌生理研究时使用。

（2）固体培养基

它是在液体培养基中加入凝固剂，通常加入2%～3%的琼脂，根据需要制成琼脂平板或试管斜面。固体培养基常用于微生物分离纯化、鉴定、计数、药敏试验和菌种保存等。

（3）半固体培养基

它是在液体培养基中加入0.2%～0.5%的琼脂，呈半固体状态。可用于观察细菌的运动、鉴定菌种和测定噬菌体的效价等。

2.根据培养基的用途分类

（1）基础培养基

含有一般细菌生长繁殖所需的基本营养物质，如肉浸液（肉汤）、普通琼脂培养基等。广泛用于细菌检验，也是制备其他培养基的基础成分。

（2）营养培养基

它是在培养基中加入血液、血清、葡萄糖等特殊成分，用以培养要求比较苛刻的某些细菌，如血琼脂平板用来培养链球菌及其他苛养菌的溶血活性的检测，巧克力琼脂平板用来分离奈瑟氏菌属、嗜血杆菌等。

（3）选择性培养基

它是根据某一种或某一类细菌的特殊营养要求或对一些物理、化学抗性而设计的培养基。在基础培养基中加入抑制剂，选择性促进目的菌生长。常用的有SS培养基、伊红美兰琼脂、麦康凯琼脂等。

（4）鉴别培养基

它是在培养基中加入某种特殊化学物质，某种细菌在培养中生长后能产生的某种代谢产物可以与培养基中的特殊化学物质发生特定的化学反应，产生明显的特征性变化，从而区别不同类型的细菌。如糖发酵培养基中加入溴甲酚紫，通过观察颜色是否由紫色变为黄色来鉴别肠道细菌。

（5）特殊培养基

它包括厌氧培养基和L型细菌培养基。常用的厌氧培养基有硫乙醇酸盐培养基、庖肉培养基等。L型细菌培养基为高渗（3%～5% NaCl、10%～20%蔗糖等）低琼脂培养基。

（三）培养基的配制流程

1. 调配成分

根据培养基配方或用法，准确称量各基本成分或干粉制剂，装于三角烧瓶中，加入定量蒸馏水充分混合。

2. 溶解

将盛有混合物的三角烧瓶加热溶解，呈半透明状。

3. 校正pH

将培养基pH校正到适合细菌生长的最适pH，一般病原菌的最适pH为7.4～7.6。校正培养基pH的常用试剂有1mol/L NaOH溶液和1mol/L HCl溶液。培养基高压灭菌后，pH会下降0.1～0.2，因此校正pH时应比实际需要的pH高0.1～0.2。

4. 过滤

培养基配成后若存在杂质或沉淀物时则需要过滤澄清。液体培养基用滤纸趁热过滤，固体培养基用双层纱布夹薄层脱脂棉趁热过滤。

5. 分装

（1）液体培养基、半固体培养基灭菌前分装于洁净试管中，分装量为试管长度的1/3，加塞，牛皮纸盖帽，棉线捆扎，标记，灭菌后直立放置。

（2）固体斜面培养基灭菌前分装于洁净试管中，分装量为试管长度的1/5，灭菌后趁热摆成斜面凝固，斜面长度为试管长度的2/3，并保持斜面下端距离管底有1cm以上。

（3）固体平板培养基分装于三角烧瓶，装量要小于三角烧瓶最大容量。灭菌后将培养基冷却至50℃左右，以无菌操作，倾注于平皿内（内径为9 cm的平皿倾注15 mL培养基），水平轻摇平皿，使培养基均匀平铺于皿底。待培养基凝固后，倒置保存。

6.灭菌

根据培养基中营养物质耐热性的不同分别采取相应的灭菌方法。普通基础培养基一般采用高压蒸汽灭菌法，常用灭菌条件为103.43 kPa/cm²（121.3℃）15 ～ 30 min；含有糖类、明胶和牛乳等不耐高热营养物质的培养基采用间歇蒸汽灭菌法；血清、细胞培养液等不耐热培养基可采用过滤除菌。

7.检定

制备好的培养基须经质量检验合格才可使用，包括无菌试验和灵敏度检测。将制备好的培养基置于35℃培养24 h，以无任何细菌生长为无菌试验合格。将已知的标准菌株接种于待检培养基中进行灵敏度检测。

8.保存

制备好并灭菌过的培养基置于4℃冰箱保存，一般不超过2周。注意平板培养基应倒置保存，以防止皿盖水蒸气落在培养基表面，使得培养基表面易污染且不易接种成功；液体、半固体等培养基应直立保存。

二、斜面和平板的制备

灭菌后的固体培养基要趁热制作斜面试管和固体平板。

（一）斜面的制备

斜面培养基的斜度要适当，斜面的长度不超过试管长度的1/2。摆放时注意不可使培养基沾污棉塞，且冷却凝固过程中勿再移动试管。制成的斜面以稍有凝结水析出者为佳。待斜面完全凝固后，再进行收存。制作半固体或固体深层培养基时，灭菌后则应垂直放置至冷却凝固。

（二）平板的制备

将已灭菌的固体培养基（装在锥形瓶或试管中）冷却至50℃左右倾入无菌培养皿中。如果倾倒温度过高，则容易在皿盖上形成太多冷凝水；如果倾倒温度低于45℃，则培养基容易凝固。

倾倒操作时应在超净工作台上酒精灯火焰旁进行，右手握住锥形瓶或试管的底部，左手持培养皿的同时，用小指和手掌将棉塞打开，灼烧瓶（管）口，用左手大拇指将培养皿盖打开一道缝，宽度为瓶口刚好伸入为宜，倾入培养基约12 ～ 15mL（一般在平板培养基中的高度约3mm），静置于台面待凝固后备用。

第三节　无菌操作技术

一、常用的杀菌技术

（一）温度灭菌

不同种类的微生物生长的温度范围不同，根据生长与温度的关系，微生物的生长有三个温度基点：即最适、最高、最低。根据微生物的最适生长温度的不同，可将微生物分为：低温微生物、中温微生物和高温微生物。

嗜温微生物是普遍存在的微生物，一般引起食品腐败变质的微生物大部分属于此群。嗜温微生物处于低温环境下，其代谢被抑制，生长速度变缓，但仍可保持存活状态。因此在实际的食品保藏中，常采用低温对食品中的微生物进行控制，采用0℃左右或略高一点的温度来冷藏，抑制微生物的生长和繁殖，使食物得以贮藏。

高温灭菌是通过高温作用于微生物细胞，引起细胞内原生质体凝固、酶结构被完全破坏，使细胞生化反应停止、新陈代谢终止，最终导致细胞死亡，从而达到灭菌效果的一种灭菌方式。

1.干热法

干热灭菌是用电热干燥箱加热，利用高温使微生物细胞内的酶、蛋白质凝固变性而达到灭菌的目的。干热灭菌法是将物品置于干热灭菌柜、隧道灭菌器等设备中，利用干热空气达到杀灭微生物或消除热原物质的方法。由于空气是一种不良的传热导体，其穿透力弱，且不太均匀，所需灭菌温度较高，时间较长，干热灭菌法适用于耐高温但不宜用湿热灭菌法的物品灭菌，如玻璃、金属容器和用具以及甘油、液状石蜡、油类、油混悬液、脂肪类、软膏基质或耐热药物粉末等的灭菌。由于此法灭菌温度高，不适于橡胶、塑料制品及大部分对高温不稳定药物的灭菌。

一般认为对繁殖型细菌用100℃以上干热1 h可杀灭。对耐热性细菌芽孢，在120℃以下长时间加热也不死亡，在140℃以上，灭菌效率急剧提高。《中国药典》（2010年版）规定干热灭菌条件为：160～170℃、120 min以上；170～180℃、60 min以上或250℃、45 min以上，也可采用其他温度和时间参数。采用干热250℃、45 min灭菌也可除去无菌产品包装容器及生产灌装用具中的热原物质。

2.湿热法

湿热灭菌法是将物品置于灭菌柜内利用高压饱和蒸汽、过热水喷淋等手段使微生物菌体中的蛋白质、核酸发生变性而杀灭微生物的方法。由于蒸汽质量热容大，穿透力强，容易使蛋白质变性，故该法灭菌能力强，且操作简便、易于控制，为制剂生产中应用最广泛的一种灭菌方法。药品、容器、培养基、衣物等任何遇高温和潮湿不变化不损坏的物品均可采用该法灭菌，该灭菌法的缺点是不适用于对湿热敏感的药物及物品。

高压蒸汽灭菌通过使蛋白质变性而灭菌，灭菌时将待灭菌的物品放在一个密闭的加压灭菌锅内，通过加热，使灭菌锅隔套间的水沸腾而产生蒸汽。待水蒸气急剧地将锅内的冷空气从排气阀中驱尽，然后关闭排气阀，继续加热，此时由于蒸汽不能溢出，而增加了灭菌器内的压力，从而使沸点增高，得到高于100℃的温度，导致菌体蛋白质凝固变性而达到灭菌的目的。

干热灭菌与高压蒸汽灭菌的灭菌效果与所灭物品的蛋白质含水量有很大的关系。就效果而言，湿热灭菌效果要比干热灭菌效果好。在使用高压蒸汽灭菌锅灭菌时，灭菌锅内冷空气是否排除完全极为重要，因为空气的膨胀压大于水蒸气的膨胀压，所以，当水蒸气中含有空气时，在同一压力下，含空气蒸汽的温度低于饱和蒸汽的温度。

（二）过滤除菌

过滤除菌法是利用细菌不能通过致密具孔滤材的原理以除去气体或液体中微生物的方法。此法是一种机械除菌方法，不须加热，适用于不耐热药液的灭菌。供灭菌用的滤器，要求能有效地从溶液中除净微生物，过滤速度快，过滤介质无脱落、无吸附性，不污染药物，滤器容易清洗，操作简便。

繁殖型细菌很少有小于1μm者，芽孢大小为0.5μm或更小些，所以，对于以物理筛析作用滤过的滤器，其孔径大小必须小到足以阻止细胞和芽孢进入滤孔之内。目前注射剂生产广泛采用微孔薄膜作除菌滤器，除菌滤膜的孔径一般不超过0.22μm。微孔滤膜具有孔径小而均匀、截留能力强、滤速快、无介质脱落、吸附性小、不滞留药液、不影响药液的含量及pH的特点。注射液的除菌过滤应在无菌室内进行，在除菌过滤前后均应进行滤膜的完整性试验，以保证产品的无菌性。

例如，微孔过滤除菌是通过机械作用滤去液体或气体中细菌、真菌孢子等的方法。

（三）辐照灭菌

辐照灭菌是指将灭菌物品置于适宜的放射源辐射的γ射线或电子加速器发生的电子束中进行电离辐射而达到杀灭微生物的方法。γ射线通常可由放射性同位素如^{60}Co产生。辐照灭菌的特点是可不升高产品的温度，适用于某些不耐热且不受辐射破坏的药物及医疗器械、容器、生产辅助用品的灭菌。γ射线穿透性强，杀伤力强，适用于较厚样品的灭菌，可对已包装的产品进行灭菌，因而大大减少了产品污染的机会。某些药物如维生素类、激素类、巴比妥类、菌苗、抗毒素、部分生物制品、酶制剂、天然药物产品及药用辅料等已成功利用辐射法实现灭菌。

（四）化学药剂灭菌

化学制剂可以阻止微生物的生长或者抑制微生物的代谢活动，从而达到杀菌的目的。理想的化学药剂应该为杀菌力强，使用方便，价格低廉，对人畜无害，无味无嗅。

（五）气体灭菌

气体灭菌法是指用化学消毒剂形成的气体杀灭微生物的方法。常用的化学消毒剂有环氧乙烷、气态过氧化氢、甲醛、臭氧等。本法适用于在气体中稳定物品的灭菌。

制药生产中最常用于灭菌的气体是环氧乙烷，环氧乙烷为沸点10.9℃的气体，在水中溶解度大，易穿透塑料、纸板及固体粉末，对大多数固体显惰性，暴露空气中就可从这些物质中消散。因此，适用于塑料容器、对热敏感的固体药物、纸或塑料包装的药物、橡胶制品、注射器、工作服及器械等的灭菌。因环氧乙烷具可燃性、可爆性、致畸性和残留毒性，因此，使用时一般与80%～90%的氮气或二氧化碳混合使用，灭菌后物品须抽真空排除，用空气代换完全驱除。环氧乙烷灭菌条件一般可采用在温度54℃、相对湿度60%、灭菌压力0.8 MPa下灭菌90 min。灭菌效果可用生物指示剂验证。

二、灭菌方法的选择

灭菌方法有多种，其中湿热灭菌法是进行容器灭菌最常使用的方法，但是采用湿热灭菌也有多种途径，而且有时也可用其他方法代替，所以在确定一种最适灭菌方法前应该仔细考虑如下一些重要因素：①发酵类型及使用的菌株的性质；②无菌要求标准：哪些微生物种类对所使用菌株有害；③培养基的性质及辅助容器所装的物料的性质；④发酵罐/容器的尺寸、型号、材料参数及结构；⑤发酵罐是空消还是实消等。

用于实验室小型发酵罐的灭菌方法有两种：高压蒸汽灭菌器灭菌或原位灭菌法。灭菌效果的好坏与容器的设计及材料有很大的关系，当器皿的工作体积超过15～20L时，由于体积及质量太大就不适宜便携了，通常可采用原位灭菌。如果采用常用的水蒸气灭菌，则器皿的材料要能够耐压。湿热灭菌通常在120℃/103.4kPa的蒸汽压力下进行，所以采用的玻璃容器要足够牢固。小型发酵罐及大多数搅拌发酵罐通常可采用316型不锈钢或相似材料。用玻璃制成的大型发酵罐如气升式罐或泡罩罐的流量显示装置，可以采用在空气压力下水蒸气灭菌几个小时的方法进行。中型搅拌发酵罐的灭菌常用外置夹套和直接向罐中通入蒸汽。有些小型发酵罐常自身附带有蒸汽发生器，另一些是在发酵罐和夹套中间有电加热器。

体积小于 15 ～ 20L 的搅拌型发酵罐通常是玻璃罐体、不锈钢罐顶和底座的复合结构。有的实验室发酵罐全部采用不锈钢。玻璃罐体和不锈钢罐顶以及底座复合结构发酵罐的灭菌最好是在高压蒸汽灭菌器中进行，因此选用合适的高压蒸汽灭菌器很重要。市面上也有可以用原位灭菌的复合结构发酵罐。使用这种类型的发酵罐必须配备与之紧密配合的保护套，保护套的设计应考虑足以承受如果灭菌过程中发酵罐爆炸所产生的飞溅的玻璃碎片。原位灭菌的蒸汽可来自主蒸汽或由点加热器产生。一般小型不锈钢发酵罐都用蒸汽原位灭菌。

小型发酵罐的辅助容器的灭菌也应该考虑同样的因素，这与复合结构发酵罐、玻璃发酵罐和其他型号发酵罐类似。用蒸汽灭菌的玻璃器皿通常放在高压蒸汽灭菌器内，器皿的体积越大，采用的压力应越小。

培养基灭菌最基本的要求是杀死培养基中混杂的微生物及繁殖体，再接入纯培养的菌种以达到纯种培养的目的。在利用蒸汽进行灭菌的过程中，由于蒸汽冷凝时会释放出大量的潜热，并具有强大的穿透能力，在高温及存在水分的条件下，微生物细胞内的蛋白质极易变性或凝固而引起微生物的死亡，故湿热灭菌法在培养基灭菌中具有经济和快速的特点。但高温虽然能杀死培养基中的杂菌，同时也会破坏培养基中的营养成分，甚至会产生不利于菌体生长的物质。因此，在工业培养过程中，除了尽可能杀死培养基中的杂菌外，还要尽可能减少培养基中营养成分的损失。最常用的灭菌条件是 120℃、20 ～ 30min，这样既可灭菌彻底，又可保持尽可能少的营养成分损失。

衡量热灭菌的指标很多，最常用的是"热致死时间"，即在规定温度下杀死一定比例的微生物所需要的时间。杀死微生物的极限温度称为致死温度，在此温度下杀死全部微生物所需要的时间为致死时间。在致死温度以上，温度越高，致死时间就越短。一些细菌、芽孢菌等微生物细胞和孢子，对热的抵抗力不同，因此它们的致死温度和时间也有差别，微生物对热的抵抗力常用"热阻"表示。热阻是指微生物在某一特定条件（主要是温度和加热方式）下的致死时间。相对热阻是指微生物在某一特定条件下的致死时间与另一微生物在相同条件下的致死时间的比值。

第四节　分析检验中的误差及数据处理

一、数据的误差分析

由于各种因素的影响，实验中任何一个实验数据都会含有实验误差。误差的大小决定着实验数据的精确程度，直接影响实验结果的可靠性。

（一）误差的产生原因

对于每个具体的实验，产生误差的原因虽然各不相同，但大致可以概括为实验材料、测试方法、仪器设备及试剂、环境条件和实验操作等方面的原因。

实验材料在质量或纯度上不可能完全一致，即使同一厂家生产的同批号的产品也会存在某种程度上的不均匀性。实验材料的差异在一定范围内是普遍存在的，这种差异会对实验结果带来影响而产生实验误差。

检测方法的误差是由于分析方法本身所造成的。实验人员必须充分了解和掌握测试方法的原理和特点，消除或减少这种误差。

由于仪器的精度有限，或长期使用造成仪器的磨损等，使仪器未能在最佳状态下工作而产生误差，例如，天平未校正；比色计的波长或比色皿的光径不准确等。即使仪器校准了，也不可能保证绝对精确，实验中也会有偏差。另外，试剂的纯度不符合要求等也会造成误差。在实验中，使用仪器设备与试剂会出现误差是客观存在的，只要合理地进行操作，就可减少或消除这类误差。

温度、湿度、气压、振动、光线、空气中含尘量、电磁场、海拔高度和气流等环境因素的变化对实验结果的影响显著。当其与要求的标准状态不符，以及在时间空间上发生变化时，会使试剂材料的组成、结构、性质等发生变化；同时也会影响测量装置不能在标准状态下工作。如果实验周期长，实验结果受环境影响的可能性更大。

实验操作误差是由操作人员操作不正规或生理上的差异造成的。例如，操作人员生理上的最小分辨率、感觉器官的生理变化以及反应速度和固有习惯等。读数时偏高或偏低，终点观察超前或滞后都会引起误差。另外，实验是由几个人共同完成时，操作人员之间的业务及固有习惯是有差异的，这些都会带来操作误差。

（二）误差的分类

误差根据其性质和产生的来源不同可分为三类：系统误差、随机误差和过失误差。

1.系统误差

系统误差是指在测量和实验中由仪器本身性能、操作习惯或者环境条件等因素引起的误差，其特点是测量结果向一个方向偏移，其数值按一定规律变化，具有重复性、单向性。系统误差的来源主要有：测量仪器不良，如刻度不准、仪表零点未校正等；测试方法本身固有的性质，如实验条件不能达到理论公式要求等；外界环境的改变，如温度、压力、湿度等偏离校准值；实验人员的习惯和偏向，如读数偏高或偏低等。实验过程中应当根据系统误差的特点，找出其产生原因，设法消除或者降低系统误差的影响。

2.随机误差

随机误差也称偶然误差，是在测量过程中随机产生的不可预计的误差，其产生的原因不明，具有有界性、对称性和补偿性。随着测量次数的增加，随机误差服从统计规律，其算术平均值趋近于零。因此，尽管随机误差无法控制和补偿，但多次测量结果的算术平均值将更接近于真值。

3.过失误差

过失误差是明显与事实不符的误差，主要是由实验人员粗心大意、操作不当或设备故障、工艺泄露等原因引起的。过失误差无规律可循，致使测量值严重失真。在原因清楚的情况下，应及时消除过失误差。若原因不明，应根据统计学的方法进行判断和取舍。一旦存在过失误差，应舍弃有关数据重新测量，在实验过程中要加强责任感，养成专心、认真、细致的实验习惯，避免过失误差。

（三）误差的表示方法

误差是客观存在的，在测量过程中测量值不可能精确地等于真值。常用绝对误差和相对误差来表示测量值的准确程度。

1.绝对误差

测量值与真值之差，反映测量值偏离真值的绝对大小，其量纲和测量值、真值相同，但绝对误差不能完全反映测量的准确程度。

$$D = x - A_0 \tag{1-1}$$

式中，D 为绝对误差；x 为测量值；A_0 为真值。

由于真值 A_0 一般是无法测得的，常用两种方法来近似确定真值：一是相同条件下多次重复测量的平均值代替真值，二是采用高一级标准仪器的测量值（示值）作为实际值 A 以代替真值 A_0。由于高一级标准仪器存在较小的误差，所以 A 不等于 A_0，但更接近于 A_0。x 与 A 之差称为仪器的示值绝对误差，记为

$$d = x - A \tag{1-2}$$

2.相对误差

绝对误差与真值的比值，反映绝对误差在真值中占有的比值，用百分数表示。相对误差能够反映测量的准确程度。

示值绝对误差 d 与被测量的实际值 A 的百分比称为实际相对误差，记为

$$\delta_A = \frac{d}{A} \times 100\% \tag{1-3}$$

以仪器的示值x代替实际值A的相对误差称为示值相对误差，记为

$$\delta_x = \frac{d}{x} \times 100\%$$ （1-4）

一般来说，生物工程实验过程中，用示值相对误差较为适宜。

3.引用误差

测量的绝对误差与仪表的满量程范围之比，常用来衡量和确定仪表精度等级，用百分数表示。引用误差是相对误差的一种特殊形式，记为

$$\delta_{引} = \frac{绝对误差}{量程范围} \times 100\% = \frac{d}{X_n} \times 100\%$$ （1-5）

式中，d为绝对误差；X_n为仪表量程范围（上限值—下限值）。

4.算术平均误差

各个测量值误差的算术平均值，在数据处理中常用来表示一组测量值的平均误差，记为

$$\delta_{平} = \frac{\sum_{i=1}^{n} |d_i|}{n}$$ （1-6）

式中，n为测量次数；d_i为第i次测量的误差。

5.标准误差

亦称均方根误差，是各测量值误差的均方根平均值，记为

$$\sigma = \sqrt{\frac{\sum_{i=1}^{n} d_i^2}{n}}$$ （1-7）

上式适用于无限测量的场合。实际测量工作中，测量次数是有限的，测量的真值未知，采用下式计算标准误差：

$$\sigma = \sqrt{\frac{\sum_{i=1}^{n} (x_i - \bar{x})^2}{n-1}}$$ （1-8）

由此可见，标准误差不是测量值的实际误差，其对一组测量数据中的较大数据或较小数据比较敏感，其大小反映在一定条件下每一个测量值对其算术平均值的离散程度。标准误差越小，测量的精度就越高；反之精度就低。

（四）测量仪表精确度

仪器仪表的精确等级是用最大引用误差（又称允许误差）来表示的。最大引用误差等于仪表示值中的最大绝对误差与仪表的量程范围之比，用百分数表示，是仪表误差的主要

形式，表明仪表的测量精确度，是仪表最主要的质量指标，即

$$\delta_{引max} = \frac{仪表最大绝对误差}{仪表量程范围} \times 100\% = \frac{d_{max}}{X_n} \times 100\%$$ （1-9）

式中，$\delta_{引max}$ 为仪表的最大引用误差；d_{max} 为仪表示值的最大绝对误差；X_n 为仪表量程范围。

通常情况下采用标准仪表校验较低级别的仪表，因此最大示值绝对误差就是被校表与标准表之间的最大绝对误差。

若以 $a\%$ 表示某仪表的最大引用误差，则该仪表的精度等级为 a 级。精度等级的数值越小，说明最大引用误差越小，仪表精度等级越高。仪表的精度等级常以圆圈内的数字标明在仪表的面板上。例如，某台压力表的允许误差为 1.5%，这台压力表的精度等级就是 1.5，通常简称 1.5 级仪表。

假设某仪表的精度等级为 a 级，表明仪表在正常工作条件下，其最大引用误差的绝对值 $\delta_{引max}$ 不能超过的界限 $a\%$，即

$$\delta_{引max} = \frac{d_{max}}{X_n} \times 100\% \leqslant a\%$$ （1-10）

由上式可知，在应用该仪表进行测量时所能产生的最大绝对误差为

$$d_{max} \leqslant a\% \cdot X_n$$ （1-11）

而用该仪表测量的最大相对误差，由上式可以看出，用仪表测量值所能产生的最大相对误差不会超过该仪表允许误差 $a\%$ 乘以仪表量程 X_n 与测量值 X 的比。在实际测量中，为得到可靠的结果，取误差最大值，可用下式对仪表的相对测量误差进行估计：

$$\delta_m = a\% \cdot \frac{X_n}{X}$$ （1-12）

由此可见，仪表测量值的相对误差不仅与仪表的精度等级有关，而且与仪表量程和测量值有关。因此，在选用仪表时不能盲目追求仪表的精度等级，应兼顾仪表量程进行合理选择。一般而言，应使测量值落在仪表满刻度值的 2/3 处较为适宜。另外，在仪器精度能满足测试要求的前提下，尽量使用精度低的仪器，一方面可以降低测试成本；另一方面，高精度仪器对周围环境、操作等要求过高，使用不当时反而会加速仪器的损坏。

（五）直接测量值和间接测量值

直接测量值是通过仪器直接测试读数得到的数据，如分光光度计测出的吸光度值、发酵罐中的连接 pH 电极显示的 pH 等；间接测量值就是直接测量值经过公式计算后得到的测

量值，如根据单位时间内吸光度的变化值计算出的酶活等。数据分析就是要对这些直接测量值或间接测量值进行分析、比较、整理和总结，并最终得出有价值的信息和规律。

二、实验数据的处理

（一）有效数字及其应用

有效数字是指在分析工作中实际上能测量到的数字。记录数据和计算结果时究竟应保留几位数字，应根据测定方法和使用仪器的准确程度来决定。记录数据和计算结果时，所保留的有效数字中，只有最后一位是可疑的数字。

有效数字的位数，直接与测定的相对误差有关，不能随便增加或减少位数。

处理数据时，有效数字运算的基本规则是：

1.记录测定数值时，只保留一位可疑数字。

2.当有效数字位数确定后，其余数字（尾数）应采用"四舍六入五留双"的规则一律舍弃。当尾数≤4时舍去；尾数≥6时进位；尾数恰为5时，若保留下来的末位数是奇数，就将5进位，若是偶数时，则将5舍弃。保留"偶数"，可以避免舍入后数字取平均值时又出现5而造成系统误差。

3.计算有效数字位数时，若第一位有效数字≥8，其有效数字的位数可多算一位。

4.当几个数据相加或相减时，它们的和或差的有效数字的保留，应以小数点后位数最少（即绝对误差最大的）的数据为依据。数据运算中，为使误差不迅速积累，对参加运算的所有数据，可以多保留一位可疑数字（多保留的这一位数字称为"安全数字"）。

5.几个数据相乘除时，积或商的有效数字的保留，应以其中相对误差最大，即有效数字位数最少的那个数为依据。

6.在对数运算中，所取对数位数应与真数有效数字位数相等。

7.常数δ、e的数值以及1/3等的有效数字位数，可认为无限制，在计算过程中，需要几位就写几位。

8.表示准确度和精密度时，大多数情况下，只取一位有效数字即可，最多取两位有效数字。

（二）可疑测定值的舍弃

在一系列平行测定所得的数据中，常常会有个别数据与其他数据偏离较远，如不舍去，将会影响分析结果的准确性。这些偏离的数值称为可疑值或称为逸出值（Quttier）。可疑值不能随意舍弃，要根据误差理论的规定，可采用以下方法决定可疑值的取舍。

1.四倍法

此法包括以下几个步骤：

（1）除可疑数据外，将其余数据相加求出算术平均值（$\bar{x}$）及平均偏差δ；

（2）如可疑数据与平均值（$\bar{x}$）之差大于4δ，即

$$\left| \frac{\text{可疑值} - \bar{x}}{\delta} \right| \geq 4 \qquad （1\text{-}13）$$

时，则弃去此可疑数据，否则应予以保留。

2. Q-检验法

在舍弃次数较少（3 ~ 10次）的测量中出现的可疑值时，Q-检验法是一种较为合理的方法。Q-检验法的步骤如下：

（1）首先将数据按大小顺序排列，算出测量值的极差（即最大值与最小值的差）。

（2）找出可疑值与其近邻值的差。

（3）用极差除可疑值与其近邻值之差，得到舍弃商（Rejection Quotient）值Q。

（4）查Q值表。如果计算的Q值大于或等于表中的Q值，就可以将可疑值弃去，否则应予以保留。

需要指出的是：四倍法适用于3次以上的测定，而Q-检验法只适用于3 ~ 10次的测定，当$n > 10$时就不适用。

以上简单地介绍了决定可疑值的取舍办法。如果弃去一个可疑值后仍留有被怀疑的数据时，应再依次进行检验。

（三）显著性检验法

实际工作中常遇到两个或多个平均值的比较问题，如测定平均值和已知值的比较；实验组平均值与正常对照组的比较或对比性试验研究；发酵参数优化等，通过实验数据的处理，运用统计方法说明上述差别是否存在显著性。显著性检验常用方法有t检验法和F检验法，前者常用于两均数间的比较，后者则可用于超过两个均数时的相互比较。在显著性检验中习惯采用$P \leq 0.05$及$P \leq 0.01$作为下结论的界限。即

$P \leq 0.05$ 　　　差别有显著意义，习惯记作*

$P \leq 0.01$ 　　　差别有非常显著意义，习惯记作**

$P > 0.05$ 　　　差别无显著意义

（四）实验数据的记录

实验记录是实验工作的原始资料，严谨科学的数据处理从良好的数据记录习惯开始。

1.实验之前，应准备好专门的有页码的实验记录本和记录笔（一般用签字笔或钢笔），

绝不允许用零散纸片或者书籍做记录。

2.实验过程中要仔细观察，如实、客观、详细、准确地记录实验数据和现象，切忌夹杂主观因素，更不能随意拼凑或编造实验数据。

3.实验记录内容要详尽，包括所用试剂材料名称、规格、用量，实验方法和具体条件（温度、时间、仪器名称型号等），操作关键及注意事项，实验现象（正常的和异常的）、数据和结果等。

4.实验记录应做到条理分明、文字简练、字迹清楚，不得涂改、擦抹。写错之处可以画去重写，养成认真写好实验记录的良好习惯。根据需要，实验数据记录可事先设计好表格，实验中边观察边填写，力求整洁清楚，便于整理总结。

5.实验中如发生误操作或对实验结果有怀疑，应如实说明，便于实验之后的追溯和总结，必要时应重做实验，切勿将不可靠的结果当作正确结果。

6.实验完成之后，要养成及时整理实验记录的习惯，应培养一丝不苟和严谨的科学作风。

（五）实验数据的分析处理

通过实验记录下来的大量数据必须经过正确分析处理和关联，才能清楚地反映各变量间的内部规律。实验数据分析处理常用的方法有三种：列表法、图示法和回归分析法。

1.列表法

将记录的原始实验数据、运算数据和最终处理结果直接列举在数据表中的一种数据处理方法。列表法简单易行、条目清楚，便于检查结果的合理性，可显示实验指标各变量间的对应关系和大致变化规律。

列表法处理实验数据时要注意以下几点：①表格应有标题或必要的文字说明；②应清楚标明每一行或每一列的数据名称及单位；③数字排列要整齐，位数和小数点要对齐，有效数字的位数要合理；④从原始数据到运算数据及最终处理结果的运算步骤和公式要标注清楚。

2.图示法

将实验数据绘制成曲线，由图示直观地反映出实验数据各变量间的极值及变化趋势的一种数据处理方法。图示法直观明了，不仅可利用曲线形象地表达数据变化规律，而且可简便求出实验需要的某些结果（如直线的斜率、截距值等），计算没有进行观测的对应点（内插法、外推法）。图示法的关键是坐标的合理选择，包括坐标类型和坐标刻度的确定。

图示法处理实验数据时要注意以下几点：①坐标纸要选择适当，要尽可能使得到的数据曲线线性化。线性函数宜选用直角坐标纸，如果变量数值在实验范围内发生数量级的变化，应选用对数坐标纸。②坐标刻度要选择适当，使坐标读数的有效数字与实验数据的有效数字位数相同，并尽可能使曲线主要部分的切线与横坐标和纵坐标的夹角成45°，要尽可能使数据的点布满纸面，不要使所做曲线局缩在一角。③连接曲线要平滑。④曲线要有名称和必要的文字说明，实验数据反映在曲线上的点要用符号标明，横纵坐标轴代表的变量及单位要清楚标明。

3.回归分析法

借助于数学方法将实验数据按一定函数形式整理成方程，以数学模型的形式揭示变量间相互关系的一种数据处理方法。回归分析法可得到变量间明确的函数关系，结果较为准确。虽然回归分析计算的工作量较大，但日前在计算机上采用软件（Excel、Origin软件）处理，可大大减小工作量，轻松实现回归分析，因此回归分析法在实验数据处理上应用非常广泛。

（六）实验报告的撰写

实验报告是实验结束后撰写的反映实验过程和结果的书面材料，是对实验工作的回顾与总结，是整个实验过程中一个非常重要的环节。实验报告具有确证性和纪实性。实验结束后，应根据实验记录和结果，及时整理总结，并写出实验报告。这不仅有助于学生加深对实验的理解，提高对实验的认识，更重要的是，实验报告的撰写训练可以培养学生解决实际问题的能力、归纳分析能力、逻辑推理能力和文字表达能力。

一般而言，一份完整的实验报告包括以下几个部分的内容：

1.标题。标题是实验报告的主题思想，是对实验内容的高度概括。标题必须能准确、清楚地呈现出实验的主要问题。标题应简明扼要，不宜过长。

2.实验日期、地点、实验人及同实验人、所属课程名称。如实记录实验日期和天气情况，标明实验地点，标明实验人和同组实验人的姓名、学号等信息，标明实验所属课程名称及指导老师。

3.实验目的。通过本次实验要达到什么样的目的，需要验证并深化理解生物工程哪一方面理论原理，需要掌握何种实验操作等。

4.实验原理。简明扼要地说明实验所依据的基本原理、实验方案及装置设计原则，不要照搬照抄实验教材，如有必要，可画出实验装置示意图。

5.实验材料、仪器及试剂。根据实验的实际情况，详细列出实验所用的材料、仪器（厂家、型号）及试剂（规格、纯度）等。

6.实验操作步骤。根据实验的实际操作顺序，详细记录实验过程中的操作步骤和采用的分析方法，按照先后顺序标明序号，使条理清晰，并突出操作要点，便于追溯和查缺补漏。

7.实验结果与分析。记录实验过程中采集的原始实验数据，并进行整理、分析、讨论，以列表法、图示法或回归分析法处理数据，并归纳总结得出结果或结论。

8.实验注意事项。根据实际实验情况，结合自己的认识与了解，通过分析思考，指出在实验过程中可能影响结果的注意事项。

9.思考题。针对实验方法、现象、结果等进行思考、分析、探讨和评价，提出对实验的认识、体会和建议，总结实验的收获及对实验课的改进意见等。

10.参考文献。注明撰写实验报告引用的参考资料出处，一是表明对别人研究成果的尊重；二是可以给读者提供信息来源，便于追本溯源。

第二章 酶分析法

酶是具有生物催化功能的生物大分子。动物、植物、微生物体内存在着各种各样的酶，酶与其他催化剂不同，在生物体内十分温和条件下高效率地起催化作用，使体内各种物质维持正常的新陈代谢。因此，酶在生物体内的生命活动占有极其重要的地位，没有酶的催化作用就没有生物体的生命活动。

人们对酶的利用历史久远，酶被人们有意无意地广泛应用于酿造、食品、医药、农业等领域。这些行业使用酶制剂后，大大改造和革新了生产工艺流程并降低成本，获得很大的经济效益。例如，食品工业利用酶制剂生产酒、醋、酱等食品；纺织工业利用淀粉酶脱浆；皮革工业利用蛋白酶脱毛；农业上利用霉菌淀粉酶、纤维素酶做饲料加工；酶在医药行业的应用也很广，可直接制成各种药物，如消炎药、消化药等。

第一节 基础概述

"酶学分析法因其对底物的专一性和具有很高的催化效率，具有其他分析方法无法比拟的优点，因此，酶学分析法是生物药物分析中最常用和有效方法之一。随着酶学技术及相关生物技术的快速发展，酶学生物分析技术在实际工作中得到了越来越广泛的应用。"[①]

一、酶的概念及特征

酶（Cnzyme）是由活细胞合成的在体内外均具有高效催化作用的生物催化剂，酶的本质为蛋白质，但现在发现核酸也具有酶的活性。

酶作为催化剂，除与一般的催化剂具有共同的特点之外，还有其自身的作用特点，即具有高的催化效益、高的特异性、高的可调性及高的不稳定性。

酶和一般蛋白质的结构一样，具有一、二、三，甚至四级结构，根据其结构和功能可分为单体酶、寡聚酶、多酶复合体及串联酶；根据其分子组成可分为单纯酶和结合酶。

与酶活性密切相关的部位是酶的活性中心（Active Center）。酶催化作用的机制是能显著地降低反应的活化能。酶存在多种催化作用机制，主要是酶和底物诱导契合形成酶-底物复合物，通过邻近效应和定向排列，张力作用，多元催化及表面效应等使酶活化能降

---

① 张怡轩. 生物药物分析 [M]. 北京：中国医药科技出版社，2015：85-86.

低，从而使酶促反应高速进行。

二、血清酶的来源

根据酶的来源及其在血浆中发挥催化功能的不同，可将血清酶分为血浆特异酶和非血浆特异酶两大类。

（一）血浆特异酶

血浆特异酶是血浆蛋白的固有成分，在血浆中发挥特定的催化作用，也称为血浆固有酶。如凝血酶原、凝血因子（X、Ⅲ、V），纤维蛋白溶解酶原（纤溶酶原）等凝血因子及纤溶因子等，还有胆碱酯酶、铜蓝蛋白、脂蛋白脂肪酶等。它们大多数由肝脏合成，多以酶原形式分泌入血，在一定条件下被激活，从而引起相应的生理或病理变化。当肝功能减退时，血浆中这些酶的活性降低。

（二）非血浆特异酶

非血浆特异酶在血浆中浓度很低，通常不发挥催化功能。它们又可分为两种。

1.外分泌酶

由外分泌腺合成并分泌进入血浆的酶，如唾液和胰淀粉酶、胰脂肪酶、胃蛋白酶、胰蛋白酶和前列腺酸性磷酸酶等。它们在血浆中很少发挥催化作用，在血液中的浓度与相应分泌腺体的功能有关。

2.细胞内酶

存在于组织细胞内催化物质代谢的酶类。随着细胞的更新，可有少量酶释放入血液，在血液中无重要的催化作用。按其来源可分为：①一般代谢酶：无器官特异性；②组织专一性酶：有器官特异性。这类酶在细胞内外浓度差异很大，病理情况下显著升高，常用于临床诊断。如转氨酶，乙醇脱氢酶，γ-谷氨酰转移酶等，主要存在于肝脏，其在血液中浓度异常时，能较特异地反映肝细胞的病变。

三、酶的生产历史

1894年，日本科学家首次从米曲霉中提取淀粉酶，并用作治疗消化不良的药物推向市场，从而开创了人类有目的地生产和应用酶制剂的先例。1908年，德国科学家从动物的胰脏中提取出胰酶（胰蛋白酶、胰淀粉酶和胰脂肪酶的混合物），并用于皮革的鞣制工艺。同年，法国科学家从细菌中提取出淀粉酶，并用于纺织品的退浆。1911年，美国科学家从木瓜中提取出木瓜蛋白酶，并用于除去啤酒中的蛋白质浑浊物。

此后，酶制剂的生产和应用逐步发展起来。然而，在此后的近半个世纪内，酶制剂的生产一直停留在从现成的动植物和微生物的组织或细胞中提取酶的方式。这种生产方式不仅工艺比较复杂，而且原料有限，很难进行大规模的工业生产。1949年，科学家成功地用液体深层发酵法生产出细菌α淀粉酶，从此揭开了近代酶制剂工业的序幕。此后，在欧洲、美国和日本先后建立了一些酶制剂工厂，生产动植物酶如胰酶、胃蛋白酶、木瓜酶、麦芽淀粉酶以及真菌和细菌淀粉酶等少数品种，应用范围限于作为消化剂、制革工业脱灰软化剂和棉布退浆剂等。20世纪50年代前酶制剂工业一直缓慢发展。

直到20世纪60年代，随着发酵技术和菌种选育技术的进步，日本酶法生产葡萄糖获得成功，欧洲加酶洗涤剂开始流行。20世纪70年代，酶法生产果葡糖浆又获成功，带动了淀粉深加工业的兴起，开始大量需要工业酶，使酶制剂工业出现重大转机。酶制剂工业是新型发酵工业，工业上使用酶带来许多好处，如节约成本、改善品质、减少环境污染等。20世纪80年代以后，遗传工程广泛用于产酶菌种的改良中。现在酶制剂工业已成为国民经济的一门重要高科技产业，酶制剂的世界市场于1970年以后迅速增长，从1978年不到2亿美元增加到1990年的5亿美元。1992年以后，世界工业用微生物酶制剂的市场规模发展迅速，1993年已达10亿美元，据统计1999年为19.2亿美元，2002年达25亿美元，2016年达40亿美元，2020年为55亿美元左右将达到55亿美元左右。酶制剂工业是生物工程的重要组成部分，各国都十分重视酶制剂的发展。

国际上知名的酶制剂企业在20世纪80—90年代有70多家，后来经过兼并改组，不少著名企业，如美国Miles公司、荷兰Gist Brocades公司、芬兰Finnsugar公司等从这个行业名单中消失。在酶制剂市场中，丹麦诺维信（Novozymes）公司和美国杜邦公司（Du Pont）分别占世界市场的50%和20%，就近年来酶制剂市场在各应用领域的分配来说，据Business conmmunications Co.估计，1997—2002年的5年中，食品用酶由7.25亿美元增加到11.76亿美元，年增长率11.4%；洗涤剂用酶由4.89亿美元增加到8.48亿美元，年增长率13.3%；纺织、制革、毛皮工业用酶由1.65亿美元增加到2.58亿美元，年增长率10.3%；制浆造纸业用酶由1.0亿美元增加到1.92亿美元，年增长率16.2%；化学工业用酶由0.61亿美元增加到0.96亿美元，年增长率10.5%，平均年增长率为12.2%。与1985年时食品工业占酶制剂市场62%、洗涤剂用酶占33%、制革纺织业用酶占5%相比，30多年来明显的变化是非食品工业用酶领域迅速扩大，主要是植物纤维加工用酶，如纤维素酶、半纤维素酶在棉布加工、纸浆漂白、废纸脱墨等方面有了较大发展，反映了人们环保意识的增强。在日本，目前食品工业酶市场规模约为100亿日元，其中1/3为淀粉糖用的α-淀粉酶、糖化酶、β-淀粉酶和异构酶，其次是用于肉类嫩化和蛋白质水解的蛋白酶、肉类加工用的谷酰胺转移酶、果汁加工用的纤维素酶与油脂加工和乳制品用的脂肪酶。

第二节　酶活力测定法

在酶的研究、生产和应用过程中需要进行酶的活力测定，以确定酶量的多少及变化情况。

酶活力也称酶活性，是指酶催化一定化学反应的能力。酶活力的大小可用在一定的条件下，它所催化的某一化学反应的速度来表示，因此，测定酶活力就是测定酶促反应的速度。酶促反应速度可用单位时间内，单位体积中底物的减少量或产物的增加量来表示。

一、酶活力测定的一般原则

无论是在酶的分离纯化过程还是在对酶的性质研究中，都要对酶活力进行分析测定，酶活力测定是研究酶学必须掌握和解决的首要问题。酶的最主要特征是具有催化一定的化学反应的能力。所谓的酶活力是指酶催化一定化学反应的能力，亦称为酶活性（Activity）。其大小可以用在一定条件下所催化的某一化学反应速度来表示。因此，酶活力的测定问题实际上是测定酶所催化的反应速度问题，反应速度越快，说明酶活力越高；反应速度越慢，说明酶活力越低。与一般的化学反应一样，酶反应速度可用单位时间内底物的减少量或产物的增加量来表示，即 $v = \dfrac{-d[S]}{dt}$ 或 $v = \dfrac{d[P]}{dt}$ 来表示。它的单位是：浓度/时间，常用（μmol/L/min）来表示。酶活力的测定分为定性测定和定量测定。在一般情况下，只要知道某种溶液、某组织提取液或体液中是否含有某种酶，或是只要知道某酶在某个生理变化中是否起作用，通常可根据酶所引起的作用来判断，这就是酶活力的定性测定。酶的定性检测，只要求在适合于酶作用的一定条件（如最适温度、最适pH、最适离子强度），采用受测酶能够起作用的物质溶液作为底物（Sub-strate），让它与待测液作用一定时间，然后采用可以显示底物或产物量的变化的物理手段来做对比检测。如果检出底物浓度下降或产物浓度上升，即可做出判断。例如，用淀粉酶加唾液，使其作用几分钟后，滴加碘液来显色（对比），就可以断定唾液中含有淀粉酶。这种定性检测很粗略，但是有一定的参考价值。

应该指出的是，在酶的催化反应中，应注意pH、离子强度、温度、抑制剂、激活剂或酶本身的部分失活等复杂因素的影响。为了准确测定酶活力，这些影响都必须加以控制。另外，活力测定一般测定产物增加速度为好，因为在酶催化过程，产物是发生从无到有的变化，只要测活方法够灵敏，就能准确测定出反应速度，而底物的变化则极其微小，测定时较容易出现误差。

二、酶活力单位

1961年国际酶学会议规定：1个酶活力单位，是指在特定的条件下（温度25℃，pH、底物浓度等条件均采用最适条件），每分钟转化1μmol底物的酶量。这个单位称为国际单位（IU）。

国际上另一个常用的酶活力单位是卡特（kat），在特定条件下，每秒钟催化1mol底物转化为产物的酶量定义为1卡特（kat）。上面两个单位之间可以相互换算。

目前，由于国际单位的使用不如人们普遍采用的习惯用法方便，因此，实际使用的酶活力单位多种多样。例如，淀粉酶可用每小时催化1g可溶性淀粉液化所需要的酶量来表示，也可用每小时催化1mL2%的可溶性淀粉液化所需要的酶量来表示。所以，在酶的研究和应用过程中，务必注意酶活力单位的定义。

为了比较酶制剂的纯度和活力的高低，常常采用比活力这个概念，可以用来比较每单位质量蛋白的催化能力，是酶纯度的一个指标。比活力是指在特定条件下，单位质量的蛋白质所具有的酶活力单位数。即

$$酶比活力 = \frac{酶活力（单位）}{mg蛋白} \tag{2-1}$$

酶的转化数(K_p)，是指每个酶分子每分钟催化底物转化的分子数，即每摩尔酶分子催化底物转化为产物的摩尔数，是酶催化效率的一个指标。通常用每微摩尔酶的酶活力单位数来表示，单位为min^{-1}。

$$K_p = \frac{酶活力单位数(IU)}{酶微摩尔数(\mu mol)} \tag{2-2}$$

转化数的倒数称为酶的催化周期（T），催化周期是指酶进行一次催化所需的时间。

三、常用的酶活力测定方法原理

根据酶催化反应的不同，酶活力测定方法很多，其原理都是用单位时间内、单位体积中底物的减少量或产物的增加量来表示酶反应速度。酶活性的测定一般包括以下几步。

1.选择合适的化学反应及检测指标

一般来说，任何一种酶促反应，如果底物或产物具有光吸收、旋光、电位差改变或荧光变化等性质，只要方法足够灵敏，就可以直接检测。例如，一些脱氢酶需要NAD^+或$NADP^+$为辅酶，NAD^+或$NADP^+$在340nm处的光吸收值很小，而NADH或NAPH在340nm有较大的吸光值。因此，可根据反应时在340nm处光吸收的变化来检测NADH或NAPH的生成或减少，并以此来计算酶活力。

另外，为了便于观察，还可偶联一些能直接或间接产生有色化合物的反应。例如，一些氧化酶的反应，可通过过氧化物酶及某一色素反应的偶联，产生在500nm处有最大吸收的红色化合物来测定其酶活力：

$$胆固醇 + O_2 \xrightarrow{胆固醇氧化酶} \Delta^1 - 胆甾烯酮 + H_2O_2$$

$$H_2O_2 + 4 - 氨基安替比林 + 苯酚 \xrightarrow{过氧化物酶} 红色醌亚胺染料 + H_2O \qquad (2\text{-}3)$$

2.底物浓度的选择

一般用高底物浓度测定法（即零级反应近似法）。这是一种理论上正确且简单易行的方法。通常采用的底物浓度相当于 $20 \sim 100$ 倍的 K_m 值。但过高也不可取。有时过高浓度的作用物反而对酶有抑制作用，这是因为同一酶分子上同时结合几个底物分子后，使酶分子中的诸多必需基因不能针对一个底物分子进行催化攻击。

3.其他条件的选择

（1）最适pH的确定

最适pH可随底物的种类和所用缓冲液的种类不同而有所不同。如乳酸脱氢酶可催化丙酮酸加氢生成乳酸，设在其最适pH6.8下相对速度为100，则以 α-酮丁酸为作用物的相对速度为57，α-酮戊酸为作用物的相对速度为5.5，苯丙酮酸为作用物则仅为2.3。

（2）最适温度

最适温度随反应的时间而定，若待测酶的活性低，含量少，必须延长保温时间使其有足够量的可被检测出的产物，则温度应适当低些；反之，则可适当增高其温度。

（3）缓冲液的种类和浓度

缓冲液的种类和浓度均可对酶活性有所影响，因为缓冲液中的正负离子可影响活性中心的解离状态，有的缓冲盐类或对酶活性有一定的抑制作用，或能结合产物而加速反应的进行。如脲酶催化尿素水解成 NH_3 及 CO_2 的反应中，分别采用醋酸盐缓冲液、柠檬酸盐缓冲液或磷酸盐缓冲液，其最适pH分别为6.3、6.7及7.3。

（4）辅助因子或辅酶

辅助因子或辅酶是某些酶表现活性的必要条件，例如，在测定乳酸脱氢酶活性时，必须加入辅酶Ⅰ（NAD）。

（5）有的酶可受激活剂的激活而增强活性，须在反应体系中加入激活剂。加CI能增强唾液淀粉酶的活性。

（6）有的酶对反应体系中存在的微量抑制物极为敏感，为避免其抑制作用，必须小心除去或避免抑制物的污染。例如，脲酶对微量的汞离子极为敏感，所用器皿必须事先用浓硝酸处理，以去除汞离子。对于抑制剂也非一概排斥在反应体系之外，在鉴别同工酶时，有时尚需专门加入对某一种同工酶特异的抑制剂。例如，乳酸脱氢酶的5种同工酶中，只有心肌型同工酶对草酸的抑制作用最为敏感，可借以鉴别。又如酒石酸盐可抑制来自前列腺的酸性磷酸酶，却不能抑制红细胞中释出的酸性磷酸酶，从而可以区分这两种不同来源的酸性磷酸酶，有助于前列腺癌的诊断。

（7）反应的终止

当反应体系保温一定时间后，可加酶的抑制剂已终止反应，或加热使酶灭活，然后测定产物的生成量或作用物的消耗量，以求得酶的反应速度。若有连续监测装置追踪反应过程，则可以不必终止反应，即可求得酶的反应速度。例如，不少脱氢酶所催化的反应需要NADH或NADPH作为辅酶，NADH 及NADPH在340nm处有吸收峰，而其氧化型（NAD$^+$及NADP$^+$）则无此吸收峰；因而可利用340nm处吸光度的减少，以监测这类脱氢酶所催化的还原反应（A+NADH+H$^+$→AH$_2$+NAD$^+$）；或反之，利用340nm处吸光度的增加，以追踪监测其脱氢反应（AH$_2$+NAD$^+$→A+NADH+H$^+$）。利用脱氢酶的辅酶在340nm有吸收峰的特性，还可将脱氢酶反应与别的酶反应偶联起来，以检测后者的酶活性。例如，为检测己糖激酶活性，可采用下列偶联反应：

$$葡萄糖 + ATP \xrightarrow{己糖激酶} 6\text{-}磷酸葡萄糖 + ADP$$

$$6\text{-}磷酸葡萄糖 + NADP^+ \xrightarrow{6\text{-}磷酸葡萄糖脱氢酶} 6\text{-}磷酸葡萄糖酸 + NADPH + H^+ \qquad (2\text{-}4)$$

上式中，己糖激酶为待测酶，而6-磷酸葡萄糖脱氢酶则作为工具酶，与辅酶NADP、作用物葡萄糖及ATP一起加至反应体系中。若待测酶（己糖激酶）活性高，则生成的6-磷酸葡萄糖亦多，经6-磷酸葡萄糖脱氢酶及NADP$^-$催化生成的NADPH也相应增多，340nm处的吸光度也就越高，成正比关系。利用监测340nm处吸光度的改变以反映酶活性，可以无须加呈色试剂使产物呈色，而且可以连续追踪监测反应过程，在酶活性测定中是一种十分有用的方法。

四、酶活力的测定方法

酶最重要的特征是具有催化一定化学反应的能力，在酶作用下的化学反应进行的速度，就代表扩酶的活力。酶活力测定的方法多种多样，主要分为终止反应法和连续反应法。

（一）终止反应法测定酶活力

终止反应法是在恒温反应系统中进行酶促反应，间隔一定的时间，分几次取出一定容积的反应液，使酶即刻停止作用，然后分析产物的生成量或底物的消耗量。

终止酶反应的方法很多，常用的有：

1.反应时间一到，立即取出适量反应液，置于沸水浴中，加热使酶失活。

2.加入适宜的酶变性剂，如三氯醋酸等，使酶变性失活。

3.加入酸或碱溶液，使反应液的pH迅速远离催化反应的最适pH，使反应终止。

4.将取出的反应液立即置于低温冰箱、冰粒堆或冰盐溶液中，使反应液的温度迅速降低至10℃以下终止反应。

在实际使用中，要根据酶的特性、反应底物和产物的性质以及酶活力测定的方法等加以选择。

测定反应液中底物的减少或产物的生成量，可以采用化学检测、光学检测、气体检测、生化检测技术等。例如，用化学滴定法测定糖化酶水解淀粉生成葡萄糖的量；用分光光度法测定碱性磷酸酶水解硝基酚磷酸生成的对硝基酚的量；用华勃氏呼吸仪测定谷氨酸脱羧酶裂解谷氨酸生成的二氧化碳的量等。一种酶有多种测定方法，要根据实际情况选用。

（二）连续反应法

连续法测定酶活力，不需要取样终止反应，而是基于反应过程中光谱吸收、气体体积、酸碱度、黏度等的变化用仪器跟踪监测反应进行的过程，记录结果，算出酶活性。连续法使用方便，一个样品可多次测定，有利于动力学的研究。常见的方法有光谱的吸收、电化学法、量气法、量热法等。

常用光谱吸收法主要指分光光度法和荧光法。分光光度法是利用反应物和产物在紫外和可见光部分光吸收不同，选择一适当的浓度，连续测定读出反应过程的光吸收变化。该法适用于一些反应速度较快的酶，很多氧化还原的酶都可以利用此法测定其活力，如脱氢酶以 NAD^+ 或 $NADP^+$ 为辅酶，反应中形成 NADH 或 NADPH 在 340nm 处有吸收。荧光法是具有荧光性的化合物吸收了某一波长的光后射出更长波长的光，只要酶反应的底物或产物之一具有荧光，测定荧光的变化就可表示出酶反应的速度。如 NAD（P）H 在 340nm 处吸收光后发射出 460nm 的光。因此，需要这两个辅因子的任何的酶反应都可以用荧光法测定。

五、固定化酶的活力测定

与水不溶性载体结合、在一定的空间范围内起催化作用的酶称为固定化酶。固定化酶由于有载体的保护，其性质与游离酶有所不同，故其活力测定方法亦有些区别。

固定化酶常用的活力测定方法有如下几种：

（一）振荡测定法

称取一定质量的固定化酶，放进一定形状一定大小的容器中，加入一定量的底物溶液，在特定的条件下，一边振荡或搅拌，一边进行催化反应，经过一定时间，取出一定量的反应液测定酶活力。

固定化酶反应液的测定方法与游离酶反应液的测定方法完全相同。但在固定化酶反应时，振荡或搅拌的方式和速度对酶反应速度有很大影响。在振荡或搅拌速度不高时，反应速度随振荡或搅拌速度的增加而升高，在达到一定速度后，反应速度不再升高。若振荡或搅拌速度过高，则可能破坏固定化酶的结构，缩短固定化酶的使用寿命。所以，在测定固定化酶的活力时，要在一定的振荡或搅拌速度下进行，速度的变化对反应速度有明显的影响。此外，底物浓度、pH、反应温度、激活剂浓度、抑制剂浓度、反应时间等条件可以与游离酶活力测定时的条件相同，也可以根据固定化酶的特性不同而选择适宜的条件，最好在固定化酶应用的工艺条件下进行活力测定。

（二）酶柱测定法

将一定量的固定化酶装进具有恒温装置的反应柱中，在适宜的条件下让底物溶液以一定的流速流过酶柱，收集流出的反应液。测定反应液中底物的消耗量或产物的生成量，再计算酶活力，测定方法与游离酶反应液的测定方法相同。底物溶液流经酶柱的速度对反应速度有很大的影响。在不同的流速条件下，反应速度不同。在适宜的流速条件下，反应速度达到最大，而且，测定固定化酶的活力要在恒定的流速条件下进行。此外，反应柱的形状和径高比都对反应速度有明显的影响，必须固定不变。底物浓度、pH、反应温度、激活剂和抑制剂浓度、离子强度等条件可以与游离酶活力测定的条件相同，也可以选用固定化酶反应的最适条件，最好与实际应用时的工艺条件相同。

（三）连续测定法

利用连续分光光度法等测定方法可以对固定化酶反应液进行连续测定，从而测定固定化酶的酶活力。测定时，可将振荡反应器中的反应液连续引到连续测定仪（如双束紫外分光光度计等）的流动比色杯中进行连续分光测定，或者让固定化酶柱流出的反应液连续流经流动比色杯进行连续分光测定。固定化酶活力的连续测定，可以及时并准确地知道某一时刻的酶活力变化情况，对利用固定化酶进行连续生产和启动控制有重大意义。

（四）固定化酶的比活力测定

游离酶的比活力可以用每毫克酶蛋白或所具有的酶活力单位数表示。在固定化酶中，一般采用每克（g）干固定化酶所具有的酶活力单位数表示。在测定固定化酶的比活力时，可先用湿固定化酶测定其酶活力，再在一定的条件下干燥，称取固定化酶的干重，然后计算出固定化酶的比活力。也可以称取一定量的干固定化酶，让它在一定条件下充分溶胀后，进行酶活力测定，再计算出固定化酶的比活力。

对于酶膜、酶管、酶板等固定化酶，其比活力则可以用单位面积的酶活力单位表示，即

$$比活力 = \frac{酶活力单位}{S / cm^2}$$

（2-5）

（五）酶结合效率与酶活力回收率的测定

酶在进行固定化时，并非所有的酶都成为固定化酶，总是有一部分酶没有与载体结合在一起，所以需要测定酶结合效率或酶活力回收率，以确定固定化的效果。

酶结合效率又称为酶的固定化率，是指酶与载体结合的百分率。酶结合效率的计算一般由用于固定化的总酶活力减去未结合的酶活力所得到的差值，再除以用于固定化的总酶活力而得到。

$$酶结合效率 = \frac{加入的总酶活力 - 未结合的酶活力}{加入的总酶活力} \times 100\%$$

（2-6）

未结合的酶活力，包括酶固定化后滤出固定化酶后的滤液以及洗涤固定化酶的洗涤液中所含的酶活力的总和。

酶活力回收率是指固定化酶的总活力与用于固定化的总酶活力的百分率，即

$$酶活力回收率 = \frac{固定化酶的总活力}{固定化的总酶活力} \times 100\%$$

（2-7）

当固定化方法对酶没有明显影响时，酶结合效率与酶活力回收率的数值相近。然而，固定化载体和固定化方法往往对酶活力有一定的影响，两者的数值往往有较大的差别。所以，通常都通过测定酶结合效率来表示固定化的效果。

（六）相对酶活力的测定

具有相同酶蛋白量的固定化酶活力与游离酶活力的比值称为相对酶活力。相对酶活力与载体结构、固定化酶颗粒大小、底物相对分子质量的大小以及酶结合效率等有密切的关系。相对酶活力的高低表明了固定化酶应用价值的大小，相对酶活力太低的固定化酶一般没有应用价值。在固定化酶的研制过程中，应从固定化载体、固定化技术方面进行研究和改进，以尽量提高固定化酶的相对酶活力。

六、酶活力测定的条件与应注意的问题

酶促反应体系受多种因素影响，包括底物浓度、酶浓度、产物、pH、温度、抑制剂、激活剂等。因此酶反应条件的设定既要满足酶本身的性质，又要使体系中的其他条件最大限度地满足酶活力的发挥。

（一）反应时间

要进行酶的活力测定，首先要确定酶的反应时间。酶的反应时间应该在进程曲线初速度范围内进行选择。

（二）底物

在实际测定过程中，为了保证测得的是初速度，往往使底物浓度足够大，使酶完全饱和，这样整个酶反应对于底物来说是零级反应，而对于酶来说是　级反应。通常采用的底物浓度相当于 20 ~ 100 倍的 K_m 值。但是，对某些会受过量底物抑制的酶，底物的浓度选择最适合的浓度。对于有多个底物的酶，一般选择最适底物，同时要求在测试系统中底物性质稳定，并且反应后最好有明显的可测定的理化性质变化。

（三）pH

由于最适 pH 受底物浓度、温度和其他条件而变化，所以谈到最适 pH 应指明试验测定的条件。酶活力测定时通常选用缓冲系统来维持最适 pH 在一定范围内，选择缓冲系统应考虑缓冲液离子种类、强度以及对酶反应和检测信号有无干扰。

（四）温度

最适温度随反应的时间而定，若待测酶的活性低，含量少，必须延长保温时间使其有足够量的可被检测出的产物，则温度应适当低些；反之，则可适当增高其温度。由于反应温度每变化 1℃，反应速度大约相差 10%，因此温度保持恒定很有必要，一般应控制在 ±1℃。

（五）其他

1.辅助因子是某些酶表现活性的必要条件，例如，在测定乳酸脱氢酶活性时，必须加入辅酶 I 。

2.有的酶可受激活剂的激活而增强活性，须在反应体系中加入激活剂，例如，加 Cl 能增强唾液淀粉酶的活性。

3.有的酶对反应体系中存在的微量抑制物极为敏感，为避免其抑制作用，必须小心除去或避免抑制物的污染。例如，脲酶对微量的汞离子极为敏感，所用器皿必须事先用浓硝酸处理，以除去汞离子。

4.酶活力测定都应有相应的空白与对照。空白用于抵消未知因素产生的本底影响，空白值可通过底物不加酶，或加失活的酶来制备。对照是指用酶的标准品测得的结果与待测样品进行比较来进行定量。

第三节　酶法分析

一、酶法分析的特点及其应用

酶法分析通常包含两方面的内容：即酶的活性测定与采用酶作为分析试剂测定其他物质。

（一）酶法分析的特点

酶法分析较非酶分析技术有两个主要的优点，即专一性与灵敏性。所谓专一性是指酶往往仅对同系物中的一种或少数几种化合物具有催化活性，对其余共存物质则无作用。这就可以避免生物试样中众多共存物质对分析的干扰，减少了繁杂的预处理或分离过程。在排除与被测物质结构紧密相关的化合物，例如对映体对分析的干扰上，此一优点就显得更为突出。酶促反应的专一性，同时也体现在其催化反应很少引起副反应发生，从而使分析结果更为准确可靠。例如，氧化法测定葡萄糖含量时，若应用无机试剂过氯酸铺作催化剂，将同时产生较多的副反应；改用葡萄糖氧化酶作催化剂，则热力学上其他可能发生的反应均可忽略不计。此外，酶法分析中还常采用多酶偶联定量法，以进一步提高其专一性。例如，使用己糖激酶与葡萄糖-6-磷酸脱氢酶偶联，可专一检出葡萄糖，而使果糖等己糖不干扰葡萄糖的测定。酶法分析的另一特点是灵敏度高，能检测pg（10^{-12}g）至ng（10^{-9}g）级的底物、激活剂或抑制剂。酶法分析之所以具有较高的灵敏度主要是由于酶的催化放大作用较强。

（二）酶法分析的应用

酶法分析主要应用在以下两个方面：

1.底物激活剂与抑制剂的测定

以酶作为分析试剂以测定不同的底物激活剂与抑制剂；目前，在生化分析、临床检验、环境卫生、制药及食品工业等方面均已广泛应用。例如，应用葡萄糖氧化酶测定血糖，应用多胺氧化酶测定癌标物质多胺，应用β-半乳糖苷酶测定乳糖食品中的乳糖等，医药及食品工业上，为了在线分析监控产品质量，往往将酶固定化，制成酶膜或酶柱，以便反复使用。例如，将青霉素β-内酰胺酶制成酶膜，固定在pH电极上，用作药厂生产青霉素的质控在线监测；应用固定化转化酶-变旋酶-葡萄糖氧化酶测定蔗糖等。

2.酶活性的测定

酶法分析用于测定酶自身的活性主要应用于临床诊断。体内各脏器含有各种类型的酶，其活性的变化，往往导致体内代谢失调，并可提示各种病变的发生。反之，体内组织或器官一旦发生损伤或机能失调，亦可使某种酶急剧释放至血液中，或使体内某种酶活性降低。如血清中谷草转氨酶（GOT）和磷酸肌酸激酶（CPK）活性迅速增高，24～26h达到峰值，即可确诊为心肌梗塞。若血清中谷草转氨酶和谷丙转氨酶（GPT）同时升高达一定值时，即可诊断为病毒性肝炎。另外，工业上可以利用测定酶活性来评价药用及食品加工工业酶制剂产品的质量，并对药用酶制剂的吸收、代谢、药理作用进行研究。

二、动力学分析法

（一）原理

这种分析法的原理是，在酶法分析的反应系统中，如果其他反应条件都处于最适，只有被测对象如底物、辅酶，活化剂或抑制剂的浓度是酶反应中决定反应速度的唯一因素时，酶反应速度和这些因素的浓度间就将有一个确定的比例关系，测定酶反应的速度就可求知它们的浓度。

（二）酶法分析的反应条件

酶法分析采用的反应条件和酶活力测定的基本相同，但所用的酶量必须一定，除了相应的被测因素的浓度应控制在限速水平以外，其他反应成分均须保持恒定和最适。各种待测物质的酶法分析反应条件基本相同，但也各有特点。

（1）被测物是酶的底物

酶反应的底物浓度曲线是一条双曲线。当[S] < K_m时，酶反应相对底物而言具有一级反应形态，酶反应速度比例于底物浓度，v = k'·[S]，因此测定酶反应速度可以得知它的浓度。

在测定这类物质时，关键是待检的样品中该物质的浓度应该十分小，例如，小于$0.1K_m$。

不过，在测定底物浓度时，一般很少采用动力学方法。

（2）被测物是辅酶

需要NAD(P)、CoA等辅酶的反应可看作是双底物反应，这些辅酶可看作是底物之一；当另一类底物（"真正"的底物）浓度足够高时，反应变为拟单底物反应。控制被测的辅酶浓度小于$0.1K_m$（相对辅酶的K_m），那么反应速度将比例于相应辅酶的浓度。

（3）待测物是活化剂

当其他条件最适而且一定时，活化剂在低浓度范围内，酶反应速度随活化剂浓度增大而升高，并在一定范围内具有线性比例关系。例如，用异柠檬酸脱氢酶测定锰离子时就十分灵敏，在非常低的 Mn^{2+} 浓度情况下，也能准确测定。但用动力学方法测定时有两个问题应注意：①活化剂超过一定浓度水平后常会导致抑制；②相似的离子往往能产生同样的活化作用，因此测定易受干扰，不专一。

（4）被测物为抑制剂

不可逆抑制剂对酶反应产生的抑制程度随抑制剂浓度而线性地升高，但最终抑制程度由抑制剂的绝对量决定。可逆抑制剂在底物浓度一定时，在低的抑制剂浓度范围内，酶反应速度随抑制剂浓度而线性降低。因此，它们都可以用动力学方法测定，而且，这种测定一般极为灵敏。例如，用胆碱酯酶作为工具酶，能检测 10^{-10} g 水平的有机磷化合物。值得注意的是，某些抑制剂能抑制多种酶，这一点没有什么关系，相反，它可提供多种选择的可能；然而，有些酶却能被多种相似的抑制剂所抑制，如果"工具酶"选择不当，就会使测定结果不准确，受到干扰。

对酶法分析来说，在建立了适宜的反应系统和测定系统后，还必须制备一条酶反应速度相对于相应的被测物浓度的标准曲线，以便对未知样品量进行查对。值得强调的是，在测定未知样品时，所采用的反应系统，测定系统应和制备标准曲线时所用的系统必须完全相同，而且待测样品的浓度还应控制在这一曲线的范围以内。

三、终点法

（一）终点法概述

终点法又称总变量法，适用于底物含量分析。根据被测物质的性质，选择适宜的工具酶，对该物质进行作用，使被测物几乎完全转化，然后再测定其特征变化量（例如根据340nm吸光度的变化而测定生成的NADH），从而计算出被测物质实际含量或浓度。这种测定称为终点法。

最好采用单一酶反应就能进行定量检测，但某些情况如反应产物和原始底物在用物理化学手段无法区别时，也可借助两种或两种以上的酶偶联反应进行分析。用作偶联的第二种酶由于是用来起定量指示剂的作用，因而必须能够以简便的方法测定（如底物或产物光谱吸收性质的改变，或测定气体产生与吸收的测压量气法等）。

这种酶分析方法的原理是借助酶反应（单酶反应或偶联反应）使被测物质定量地进行转变。在转化完成后，测定底物、产物或辅酶物质（第二底物）等的变化量，因此称为终点测定法。单酶反应还可细分为：底物量减少测定法、产物量增加测定法和辅因子改变测定法等。

用终点法测定时，应注意酶反应在平衡时必须偏向进行方向，此外还须考虑两个因素。

（1）酶的底物专一性：酶具有高度专一性，但是也有一些酶专一性较低，如己糖激酶，可作用于葡萄糖或果糖，用这类酶进行定量测定时，必须注意在样品中除待测物质以外，是否还夹杂能作为它们的底物的其他物质。所以，为了得到准确的结果，特别要注意必须选用专一性作用于待测物的酶。样品中除待测酶以外，不能混有被选用的酶作用的其他物质，否则须采用对照或偶联酶反应系统检测等加以分析。

（2）反应液中的酶量：终点法中为了进行正确的定量，反应必须进行到基本完成（转化99%以上），因此在测定时，应预先估算，确定使酶反应接近进行完全的条件，即反应体系中要有足够的酶量，以保证反应能较快达到终点。

（二）终点法的条件和应注意的问题

为了选择性地应用酶定量某被测物质，须满足下列条件：①要有专一地作用该被测物质的酶，并能得到它的制品；②能够确定使这种酶反应接近进行完全的条件；③反应中底物的减少、产物的增加、辅酶物质的改变等可以借助某种简便的方法进行测定（一般方法有：光吸收、荧光之类的分光光度法，测定气体产生与吸收的测压量气法；检知pH变化的滴定法以及同位素示踪测定法等）。在能够满足这些条件的情况下，最好是采用单一酶反应就能进行定量检测。但是在很多情况下即使有能够特异地作用被测物质的酶存在，由于底物和产物在物理化学性质上不易区别，因而仅用单酶反应却无法进行定量。此时解决的办法大多数是再借助另一种酶反应来测定产物。这里偶联的第二种酶由于是要用来起定量指示剂的作用，因而这个酶反应必须能够以简便的方法测定。有时如果作为指示剂的酶还不能和待测反应直接进行偶联，那么还需要插入第三种酶组成三种（或更多种）酶的偶联体系。采用这种方法测定时，一般应注意以下几点。

1.酶的底物特异性

根据酶对底物选择作用的严格程度不同，酶对底物的专一性可分为绝对专一性，基因专一性、键专一性、旋光异构专一性和几何异构专一性。对于酶法分析来说，最理想的酶是具有绝对专一性的酶，但在实际应用中，具有绝对专一性的酶很少，多数酶是具有相对专一性，在应用这类酶进行定量测定时，必须注意在样品中除待测物质以外，是否还夹杂能作为它们的底物的其他物质。不过即使有这些杂质存在，如果用偶联酶反应系统检测，通过偶联酶的专一性还是可以加以区别定量的。

2.反应的平衡

在确定了所选用的酶以后，就应该考虑酶反应的方向，从理论上说酶所催化的反应都是可逆反应,但不同酶的反应平衡点有差异,水解酶反应基本趋于底物完全水解。因为酶反应在水中进行,水作为底物之一促使反应向一方面进行,但大多数酶往往都不易将底物完全转化或消耗掉。

酶反应若平衡十分偏向进行方向,则可方便地用终点测定法检测;但若反应的平衡并不十分偏向进行方向,或者偏向逆方向,此时由于反应不能完全,因而反应也就不能正确定量。为了解决这一问题,通常可以采取以下一些措施:对于双底物反应尽可能提高第二底物的浓度;对氧化还原之类与pH有关的反应要选择适当的pH;设法除去反应产物,例如生成酮酸的反应可加肼以除去酮酸;用具有不同的平衡常数的辅酶类似物代替原用辅酶。

3.反应液

为了进行正确的定量,反应必须进行到基本上完成(转化99%以上),因此在测定时,应该预先估算,要使反应达99%以上所需的酶量,采用多长的反应时间。对于每一个具体的测定来说,使用的底物初始浓度有的比k_m要少得多,有的则大于k_m,但最终都必须达到k_m以下,为此必须加入足够的酶。究竟应添加多少酶量为宜,若能知道该酶反应作用被测底物的k_m,则可以通过计算得知一般情况下,需向分析样品加入的酶(活力)量(U/mL)大致是:对于第一反应为1 k_m,指示酶反应为(1 ~ 2) x kmso km 的浓度单位为mmol/L,否则应通过实验求出。

4.反应产物的抑制

若产物对反应本身有抑制作用,则就会妨碍反应进行,在这种情况下可采取将该产物除去或者和再生系统偶联等办法来解决。

例如,由激酶反应生成的ADP往往能抑制该反应,但是此时若再和丙酮酸激酶偶联,使ATP再生,问题即可解决了。

四、酶法分析的检测方法

(一)分光光度法及荧光法

分光光度法是利用底物与反应物在紫外和可见光部分吸光度的不同,连续测定反应一定时间内吸光度的变化。连续测定法适用于反应速度较快的体系,而固定时间测定法则适用于一些反应速度较慢的体系。许多氧化还原酶都可以根据反应过程中混合物吸光度的变化测定其活性。如脱氢酶以NAD^+或$NADP^+$作为辅酶,反应中形成NADH或NADPH,在340 nm处可以观察到吸光度的变化。

荧光法与此类似,只要酶反应的底物或产物之一有荧光或二者的荧光光谱不发生重叠就可以根据荧光变化来测定酶的活性。如NAD(P)H在340 nm处吸光后在460 nm处会发出荧光。又如,具有强荧光的4-甲基伞形酮的衍生物已被广泛应用于酯酶、糖苷酶、磷酸酯酶和硫酸酯酶研究的底物。

由于酶分子中常常有酪氨酸和色氨酸，它们具有紫外吸收及荧光，因此，在底物的选择时要避开它们的干扰。

（二）电化学方法

有多种电化学方法已经被用于酶活性的检测，其中应用最广泛的是电位计技术，它基于溶液的电势取决于被测物的浓度和性质，如pH电极可测定反应过程中反应液pH的变化，从而得知参与反应的酶的活性。使H^+浓度变化的酶促反应，在实际测定时要加入酸或碱以维持溶液的pH值不变，这样才能使酶的活力不发生变化。而加入酸或碱的速度就代表了酶促反应的速度。

极谱法是另一种常用的电化学方法。在溶液中浸入两个电极，其间加一个恒定的电位，通过检测反应过程中电流的变化来确定参与反应的酶的活力。基于这一原理的有氧电极法。有些酶促反应中，由于氧气的生成或消耗，引起溶液中溶解氧浓度的变化，从而引起电极之间电流大小的变化，由此可计算出酶的活力，如葡萄糖氧化酶催化的反应就是一个耗氧的反应。这种方法比气压法的灵敏度高，同时具有抗污染物干扰的特性。

（三）其他方法

量气法用于反应底物或产物之一是气体的情况，通过测量反应过程中气相的体积或压力的变化便可以计算出气体的释放或吸收的量。根据气体的变化与时间的关系便可以确定酶的活力。用测压仪测定酶活力的方法优点是可以连续取得数据，以便了解整个酶促反应的全过程；该法的缺点是灵敏度和准确度都较低。

有些酶催化反应也可以用量热的方法来跟踪。用非常灵敏的量热计可以测定酶反应的速度。该法灵敏、无干扰。有些反应的产物与缓冲液可以发生二次反应继续放热，从而增加测定酶活力的灵敏度。例如，在pH为8的Tris缓冲液中，利用己糖激酶测定血液中葡萄糖的浓度：

$$葡萄糖 + ATP \rightarrow 葡萄糖 - 6 - 磷酸 + ADP + H^+, \ \Delta H = 28kJ \cdot mol^{-1}$$
$$Tris + H^+ \rightarrow Tris - H^+, \Delta H = 47kJ \cdot mol^{-1}$$

（2-8）

由此可见，第二个反应比第一个反应放热更强。

五、药物分析实例

（一）酶法测定肝素钠

肝素钠是自猪或牛的肠黏膜中提取的硫酸氨基葡萄糖钠盐，属黏多糖类物质。肝素钠为抗凝血药，具有延长血凝时间的作用。《中国药典》（2005年版）收载的标准中用的是生物检定法，测定加入肝素后延长血浆凝结的时间，但肝素的测定方法很多，这里只讲酶法测定。

酶法测定肝素的原理：根据核糖核酸酶水解核糖核酸时，在300nm波长处吸光度下降的速率被肝素抑制的特点（即肝素能专一地抑制核糖核酸酶），用已知量肝素对抑制程度进行定量，制得标准检量线，从而测得未知量的肝素含量。

此法简单快捷，一次能测定多个样品，特别适用于大批量测定工作。

具体方法：取配成5U/mL的标准肝素溶液，按梯度吸取不同量分别加入试管中，每管加重蒸馏水至总体积为2mL，再加核糖核酸溶液（核糖核酸0.2g溶于100mL、浓度为0.2mol/L、pH5.0的乙酸缓冲液1mL，混匀，立即测定。对照组以重蒸馏水代替肝素溶液同样进行。待测样品组以待测样品液代替标准肝素溶液进行测定

取加有标准肝素和试剂的各管，测定其在300nm波长处吸收值每下降0.04单位所需时间Δt，以及未含肝素组（对照组）所需时间Δt_1，以$\Delta t_1/\Delta t$为Y轴，肝素含量为X轴，得到标准检量回归方程：$Y = 1.13+0.77X$，相关系数$r = 0.99$，标准检量线适用的检量范围在4U活性以下。

（二）利用动力学分析法测定肝素的量

肝素能专一地抑制核糖核酸酶，因此可以通过测定核糖核酸酶活性（反应速度）的降低来测定肝素的量。核糖核酸酶水解核糖核酸时酶反应速度以300nm波长的紫外吸收值表示。用已知量肝素制得标准曲线，从而测得未知量的肝素含量，此法简捷方便，一次能测定多个样品，特别适用于大批量测定工业样品中肝素含量。

方法：取配成5U/mL的标准肝素溶液，按梯度吸取不同量分别加入试管中，每管加重蒸水至总体积为2mL，再加核糖核酸溶液（核糖核酸0.2g溶于100mL 0.2mol/L，pH 5.0乙酸缓冲溶液）1mL，测定前逐管加入核糖核酸酶溶液（5mg核糖核酸酶溶于100mL重蒸水）1mL混匀，立即测定。对照组以重蒸水代替标准肝素溶液同样进行。待测样组以待测样液代替标准肝素液进行测定。

取加有标准肝素和试剂的各管，测定其在300nm波长处光吸收值每下降0.04U所需时间（Δt_n）以及未含肝素组（对照）所需时间（Δt_0），以$\Delta t_1/\Delta t_0$为Y轴，肝素含量为X轴，制得标准曲线回归方程（标准曲线适用的检量范围在4U活性以下）。根据待测样品在相同条件下的所需时间（$\Delta t_{测}$）求出肝素的量。

第三章 免疫分析法

"免疫（Immunity）"来源于拉丁文Immunitas"，原意为免除劳役或赋税，引入医学领域为机体对感染性疾病具有抵抗力。因此传统的免疫概念认为，免疫是指机体针对病原体的抗感染能力。20世纪中期以后，随着免疫学研究的深入发展，免疫概念被赋予了新的内涵。现代的免疫概念是指机体能够识别和清除抗原性异物的一种生理功能。机体通过免疫系统识别"自我"和"非己"，对"非己""物质引起免疫应答进而清除，识别"自我"发生免疫耐受，以维持机体内环境的平衡与稳定。

免疫学（Immunology）是研究机体免疫系统结构和功能的科学，主要探讨免疫系统识别抗原后发生免疫应答及清除抗原的规律，并致力于阐明免疫功能异常所致疾病的病理过程及其机制。免疫学的基本理论和技术是诊断，预防和治疗某些免疫相关疾病的基础，在生命科学和医学中有着重要的地位，已成为当今生命科学的前沿学科和现代医学的支撑学科之一。

第一节 基础概述

一、免疫学的基本知识

（一）免疫的概念

在医学中，最初的免疫现象是人们在跟传染病的斗争中被逐渐认识的，因此在相当长的时期内免疫被认为是"免除瘟疫"，这也使人们局限地认为免疫就是机体对传染病的抵抗能力。然而，进入20世纪以后，免疫学的发展逐渐突破了抗感染研究的局限。一些与抗感染无关的免疫现象被逐步阐明，如血型不符的输血会引起输血反应及移植排斥反应等，人们逐步认识到机体不仅对微生物，而且对各种非己物质均能进行识别和清除，这就形成了现代免疫的概念。

因此，现代免疫（Immunity）是指机体免疫系统识别和排除抗原性异物，以维持机体生理平衡的功能。而且，免疫对机体不一定都是有利的，有时也是有害的。

免疫学（Immunology）是研究机体免疫系统的组成，结构与功能，免疫应答的发生机制，以及免疫学在疾病诊断与防治中应用的一门科学。随着免疫学的发展与各学科间的相互渗透，产生了许多免疫学的分支学科，如基础免疫学、免疫遗传学、分子免疫学、免疫药理学、免疫病理学、移植免疫学、生殖免疫学、肿瘤免疫学和临床免疫学等。这些分支学科从不同领域共同促进了免疫学的发展，也在疾病的控制，特别是传染病、肿瘤、免疫性疾病的防治以及器官移植，生殖控制和延缓衰老等方面推动着医学的进步。

医学免疫学（Medical Imnunology）是研究人体免疫系统的结构与功能，阐述免疫系统识别抗原后发生免疫应答及清除抗原的原理，探讨免疫功能异常情况下所致免疫相关疾病发生机制以及免疫学诊断和防治的一门生物科学。医学免疫学已成为当今生命科学的前沿学科和现代医学的支撑学科之一。

（二）免疫的功能

免疫对机体具有双重性，既有有利的一面，有时也有有害的一面。在正常情况下，机体免疫系统不仅能识别并清除外来的病原生物等抗原性异物，还能及时识别和清除体内衰老死亡和发生突变的细胞，对机体起保护作用。但在某些情况下，免疫功能过高、过低或紊乱也能造成对机体的损伤，如引发超敏反应、自身免疫性疾病、免疫缺陷病或肿瘤等。机体的免疫功能主要表现为以下三方面。

1.免疫防御

免疫防御（immune defence）是指防止外界病原生物（如细菌，病毒、真菌、寄生虫等）入侵及清除已入侵的病原生物及其产物，保护机体免受损害的功能，即抗感染免疫。该功能若低下或缺如，可导致免疫缺陷病；若反应过于强烈，则会造成自身组织损害，引发超敏反应。

2.免疫稳定

免疫稳定（immune homeostasis）是指机体识别和清除自身体内损伤和衰老死亡细胞，维持自身内环境稳定的功能。若此功能发生异常，则可损伤自身组织细胞，引起自身免疫性疾病。

3.免疫监视

免疫监视（Immune Surveillance）是指机体识别和清除体内出现的突变细胞（包括肿瘤细胞）和病毒感染细胞的一种生理性保护作用。免疫监视功能异常可导致恶性肿瘤的发生。

（三）免疫学检验

自1896年G. Widal和A. Sicad应用凝集反应诊断伤寒起，免疫学就与医学检验结下了不解之缘。随着免疫学和免疫学技术的发展，免疫学检验（Laboratory Immunology）已成为医学检验中的一个重要部分。免疫学检验是研究免疫学技术及其在医学领域应用的一门学科。

免疫检验技术主要阐述免疫检验技术的原理、类型，技术要点，临床应用及其方法学评价。它是依据免疫学原理，尤其是抗原抗体反应的原理，结合各种敏感的标记和示踪技术，超微量、特异地分析检测样本中的免疫性物质，从而对疾病进行诊断、疗效评估和预后判断的一类医学检验技术。因此，免疫学检验是构筑基础免疫学与临床免疫学之间的桥梁，是临床医生借以研究疾病的技术手段。近年来，随着科学的迅猛发展，自动化操作及新技术，新材料的应用，为免疫学快速检验带来了新的契机，极大地促进了免疫技术的更新。免疫检验技术正朝着特异性强、敏感度高、稳定、简便和快速的方向发展。

二、免疫学及其发展简史

免疫学（Immunology）是生命科学的一个重要组成部分。主要研究抗原物质、机体免疫系统的组成和结构、免疫应答及其调节、免疫应答异常所致疾病的发生过程及其机制、免疫性疾病的诊断和防治。20世纪60年代后，免疫学发展迅猛，形成了基础免疫学、免疫化学、分子免疫学、免疫病理学、免疫遗传学、感染免疫学、肿瘤免疫学、移植免疫学、生殖免疫学等多个分支学科。

免疫学是一门既古老又新兴的学科，是在人类与传染病抗争的过程中逐渐形成与发展起来的一门科学。

早在11世纪，我国医学家就在实践中创用人痘苗预防天花。明代隆庆年间（1567 — 1572）已有有关种痘的记载。1796年，英国医生琴纳（Jenner）发明接种牛痘苗预防天花，这种方法比人痘苗接种安全可靠，而且牛痘苗可在实验室大量生产，为免疫预防开辟了新途径。

随着许多细菌陆续被分离培养成功，Pasteur和Koch在创立了细菌分离培养技术的基础上，通过系统的科学研究，利用物理、化学以及生物学方法获得了减毒菌苗，并用于疾病的预防和治疗。Pasteur以高温培养法制备了炭疽疫苗，用狂犬病病毒在兔体内连续传代制备了狂犬病疫苗。这些减毒疫苗的发明不但为实验免疫学打下了基础，也为疫苗的发展开辟了新局面。

1890年德国学者贝林（Behring）和日本学者北里（Kitasato）用白喉外毒素免疫动物后，在被免疫的动物血清中发现了一种能中和外毒素的物质，称为抗毒素。次年，他们将白喉抗毒素用于白喉的治疗，开创了人工被动免疫的先河。在抗毒素问世后不久，又相继在动物免疫血清中发现了溶菌素、凝集素、沉淀素等能与微生物、微生物代谢产物或相应细胞特异性结合的物质，称为抗体；而将能诱导抗体产生的物质称为抗原，从而建立了抗原和抗体的概念。1894年，Bordet发现补体及其协助抗体溶解细菌的作用。在抗毒素发现以后的10年中，建立了许多血清学检测方法，如凝集反应、沉淀反应、补体结合反应等，为临床疾病的诊断和流行病学调查提供了新手段。

1883年俄国科学家Mechnikoff提出细胞免疫学说，1897年德国的 Ehrlich 提出体液免疫学说，两个学派各持己见，争论不休，直至 1903年Wright和 Douglas 在研究吞噬现象时，发现抗体能促进白细胞的吞噬作用，才初步将两种学说统一起来，使人们认识到机体的免疫机制包括体液免疫和细胞免疫两个方面。

20世纪初，Landsteiner等将芳香族有机化学分子耦联到蛋白质分子上，以此为抗原免疫动物，研究抗原抗体反应特异性的物质基础，发现抗原的特异性由存在于抗原分子表面的化学基团决定。

1937年，Tiselius和 Kabat利用电泳技术，证明抗体属γ球蛋白。事实上，抗体主要属γ球蛋白，α和β球蛋白中也有部分抗体。1959年 Porter和Edelman分别对抗体结构进行了研究，证明它由四肽链组成，借二硫键连接在一起。

1945年Owen发现了天然耐受；1953年 Medawar等成功诱导出获得性移植耐受。Burnet在上述研究的基础上，结合Jerne 等提出的自然选择学说，于1957年提出克隆选择学说（Clonal Selection Theory）。1957年Click摘除鸡的腔上囊后，发现抗体产生缺陷，由此认为腔上囊是抗体产生细胞存在的主要场所，并将产生抗体的淋巴细胞称为B细胞。1961年Miller和Good"发现胸腺是T细胞发育成熟的场所"；Warner和Saenberg于1962年和1964年进一步明确了鸡的腔上囊是B细胞发育成熟的场所，T细胞和B细胞分别负责细胞免疫和体液免疫；此后，人们发现了T细胞和B细胞之间的协同作用，证实了T、B淋巴细胞在外周淋巴组织的分布，对免疫系统开始有了全面的认识。

20世纪60年代以来，随着生物学、分子遗传学、分子生物学等学科的发展，免疫学进入了一个飞速发展阶段。发现了抗体多样性和特异性的遗传学基础；从基因水平揭示了B细胞抗原识别受体及T细胞抗原识别受体多样性产生的机制；全面揭示了主要组织相容性复合体（MHC）的生物学功能；从分子水平阐明免疫受体信号转导的途径；克隆出许多有重要生物学功能的细胞因子，对细胞因子及其结构和功能的研究迅猛发展。

免疫学在药学中的应用非常广泛，免疫学理论和技术的进步，推动着药学研究的发展和产品的更新。免疫学诊断试剂的研发是生物制品开发最活跃的领域，单克隆抗体技术问世以后，大批特异性很高的诊断试剂（如抗原、诊断血清、用于免疫标记技术的诊断试剂等）上市，为临床疾病诊断提供了快速、高效、准确的方法。人类很早就开始应用免疫血清治疗感染性疾病，20世纪90年代以来，我国又批准了除免疫血清外的大量治疗用生物制品上市，为保障人类健康做出了积极的贡献。疫苗是消灭传染病的最重要手段，除了死疫苗、减毒活疫苗和类毒素外，人们正在应用现代技术研制新型疫苗（如亚单位疫苗、重组疫苗、DNA疫苗等），并在不断研发新型高效疫苗佐剂。

三、免疫应答的基本过程

免疫应答（Immune Response）是机体免疫系统对抗原物质进行识别，清除的全部反应过程。免疫应答分为固有免疫应答（Innate Immune Response）和适应性免疫应答（Adaptive Immune Response）两大类。固有免疫应答亦称为固有免疫或天然免疫（Innate Imntyhnity），个体在出生时即具有，可通过遗传获得，是生物体在长期种系发育和进化过程中逐渐建立起来的，主要针对入侵的病原体产生的天然防御反应。其主要特征是反应迅速，作用范围广，针对性差，又称非特异性免疫（Nonspecific Immunity）。适应性免疫应答又称为适应性免疫（Adaptive Imnhynity），是指个体出生后在环境中不同抗原的刺激下建立的免疫反应。其主要特征是反应较慢，针对某个特定抗原产生反应，特异性高，又称特异性免疫（Specific Immunity）。二者不仅有时间上的先后顺序，而且有极其丰富的内在联系。固有免疫应答是适应性免疫应答的前提和基础，适应性免疫应答反过来会影响和调控固有免疫应答。

适应性免疫应答按照参与细胞的类型和效应不同分为由T细胞介导的细胞免疫应答和由B细胞介导的体液免疫应答。免疫应答的基本过程分为三个阶段：①抗原识别阶段（Recognitionphase）：抗原提呈细胞对外来或自身抗原进行识别、摄取、加工、处理，并提呈抗原信息给淋巴细胞，T细胞和B细胞分别通过TCR和BCR识别抗原。②活化阶段（Activation Phase）：淋巴细胞接受抗原信号后，在一系列免疫分子（协同刺激信号分子、黏附分子、细胞因子等）的参与下，发生活化、增殖、分化的阶段。其中T细胞活化后转化为效应T细胞，B细胞活化后转化为浆细胞。③效应阶段（Effect Phase）：即效应细胞、抗体产生，发挥效应的阶段，效应T细胞可通过分泌细胞因子或直接对靶细胞发挥免疫效应；浆细胞可通过分泌特异性抗体发挥免疫效应。另有少量T细胞和B细胞在增殖分化后不发挥效应，转化为记忆细胞（Memory Cell），当再次遇到相同抗原时，迅速活化、增殖、分化，发挥再次应答效应。

免疫应答的效应多为生理性的，主要功能是识别、清除"非己"而维持自身稳定，通过自身免疫耐受和免疫调节两种主要的机制来实现。一旦免疫耐受被打破，免疫调节功能紊乱时就会出现疾病，例如，自身免疫病和过敏性疾病的发生。因此，通过学习基础免疫学，深入理解机体各种正常的免疫功能、免疫机制、特点与类型等，有助于更好地学习临床免疫学，为临床免疫学检验打下坚实的基础。

四、免疫活动

免疫系统所执行的免疫活动，根据免疫识别特点、效应机制和作用特征的不同，可分为固有免疫（Innate Immunity）和适应性免疫（Adaptive Immunity）两种类型。固有免疫是最原始、最古老的防御方式，适应性免疫则是进化相对较晚的防御功能，仅见于脊椎动物。固有免疫包括组织屏障作用和固有免疫细胞介导的固有免疫应答，适应性免疫亦即适应性免疫应答。两种应答的主要区别在于固有免疫应答通过模式识别对各种入侵的病原体共有的保守的分子模式进行选择性识别并应答，而适应性免疫应答则通过其抗原识别受体（TCR或BCR）针对某一特定抗原表位进行高度特异性地识别并应答。固有免疫处于免疫防御的第一线，无须事先激活即能随时应对病原体入侵，适应性免疫则需要较长时间才可被激活，在感染晚期发挥作用，但其一旦激活即可通过一系列特异性免疫效应，对大量病原体进行特异性清除。固有免疫应答还广泛参与适应性免疫应答的启动、效应和调节，可视为适应性免疫激活的先决条件和启动因素，而适应性免疫应答产生的效应分子则有效促进固有免疫应答的功能，两者相辅相成，共同维护生物机体的健康。固有免疫应答和适应性免疫应答是机体识别和清除"非我"成分及"危险"信号，维持"自我"稳定的基石，是生物体在长期进化过程中逐渐形成的精密调控体系。两者除了机制进化方面有着显著差异外，其应答产生、发展和转归的生物学过程亦存在明显不同。

（一）固有免疫（Innate Immunity）

固有免疫又称先天性免疫（Congenital Immunity）、天然免疫（Natural Immunity）、非特异性免疫（Non-specific Immunity）等，是生物体在长期种系发育与进化过程中逐渐建立的不具有严格针对性的防御功能，其以分子模式为主要识别对象，由胚系基因编码的受体感知并引发直接清除"非己成分"的效应。固有免疫的执行成分包括固有免疫屏障、固有免疫细胞和固有免疫分子，实现途径主要包括屏障系统的机械性防御和固有免疫应答。固有免疫应答（Innate Immune Response），又称非特异性免疫应答（Nonspecific Immune Response），是指机体固有免疫细胞和分子通过识别入侵病原体或体内肿瘤细胞等危险成分，迅速活化、破坏、清除病原体或肿瘤细胞等危险成分，从而获得非特异性保护作用的过程。固有免疫也对内源性危险信号进行应答，以维持内环境的稳定和平衡。其特点为经遗传获得，与生俱有，应答迅速，作用广泛无针对性，固有免疫细胞不经历克隆扩增，不产生免疫记忆，但可以通过训练性免疫（Trained Immunity）机制，在二次应答中形成非特异性的免疫增强。

1.组织屏障作用

由机体特定部位的组织结构及其特有的物理、化学、生物学因素构成的防御结构，包括皮肤黏膜屏障和内部屏障。皮肤黏膜屏障位于机体内外环境界面上，主要包括机体体表完整的皮肤，以及位于呼吸道、消化道、泌尿生殖道内表面的黏膜组织及其分泌的杀菌或抑菌物质、共生的正常微生物群，是机体抵御病原体入侵的第一道防线。内部屏障为机体内部特定组织器官的局部屏障结构，是血液与组织细胞之间进行物质交换时所经过的多层屏障性结构，主要包括血-脑屏障，血-睾屏障、血-胸腺屏障等，起到防御病原体入侵特定区域和维持局部内环境稳定的作用。产生屏障作用的机制包括物理屏障（组织屏障）和生物化学屏障机制。物理屏障对病原体入侵起到机械阻挡作用，生物化学屏障包括皮肤和黏膜共生菌群对致病菌的生物拮抗作用，以及所分泌的杀菌或抑菌物质，如皮脂腺分泌的不饱和脂肪酸，汗腺分泌的乳酸，消化道和呼吸道分泌液中的溶菌酶、抗菌肽等。

2. 固有免疫识别

固有免疫细胞主要包括单核/巨噬细胞、NK细胞、树突状细胞（DC）、固有样淋巴细胞（NKT细胞、Bl细胞、边缘区B细胞）固有淋巴样细胞、肥大细胞、中性粒细胞、嗜碱性粒细胞、嗜酸性粒细胞等。固有免疫主要的识别方式是模式识别。

分子模式为固有免疫细胞的主要识别对象，包括：①作为外源性危险信号的病原体相关分子模式（Pathogen-associated Molecular Patterns，PAMPs），为存在于病原微生物，尤其是原核微生物里，结构恒定、进化保守的分子结构，一般人体宿主没有，但可为许多相关微生物所共享，如革兰阴性菌细胞壁的脂多糖（Lipopolysaccharide，LPS）、革兰阳性菌的肽聚糖（Peptidoglycan）、脂磷壁酸（Lipoteichoic Acid，LTA）、病毒的双链RNA等。②作为内源性危险信号的损伤相关分子模式（Damage-associated Patterns，DAMPs），是机体自身受损或坏死组织和某些激活的免疫细胞所释放的内源性分子，包括胞浆蛋白、核蛋白，以及部分代谢分子，如高迁移率组蛋白Bl（High Mobility Group box l protein Bl，HMGBl）、热休克蛋白（Heat Shock Protein，HSP）、尿酸结晶、ATP等。

固有免疫细胞的主要识别受体为模式识别受体（Pattern Recognition Receptor，PRR），包括Toll样受体（Toll-like Receptors，TLRs）、清道夫受体及甘露糖受体等，这类受体多为胚系基因编码。与分子模式结合的细胞几乎总是处于活化或近活化状态，一旦PAMPs或DAMPs与PRR成功识别并结合，即可介导吞噬作用，启动细胞活化和炎性信号转导等，迅速引起固有免疫应答效应。同时可直接或间接地启动适应性免疫应答。

3. 固有免疫分子

固有免疫分子为存在于正常体液中可识别或攻击病原体及促进损伤组织修复的可溶性分子，主要包括补体系统（Complement System）、细胞因子、溶菌酶以及防御素、乙型溶素等具有溶解、杀伤及抑制病原体作用的碱性蛋白与多肽。固有免疫分子可直接杀灭病原体或以激活炎症反应的方式参与病原体的清除。

4. 固有免疫应答效应

固有免疫的第一个重要功能是机体抵抗病原体感染的第一道防线。该应答的效应形式包括吞噬细胞产生的吞噬杀灭作用、NK细胞等发挥的杀伤病毒感染和肿瘤靶细胞的细胞毒作用、以补体系统激活为代表的体液抗感染作用、干扰素分泌细胞所产生的抗病毒作用，以及使感染得以局限和控制的炎症反应过程等。同时，单核/巨噬细胞和树突状细胞等专职APC，可摄取、处理、加工抗原，将抗原刺激信号传递给T淋巴细胞，并高表达共刺激分子，提供协同刺激信号，最终激活T细胞，启动适应性免疫应答。在适应性免疫应答的效应阶段，吞噬细胞、NK细胞、细胞因子、补体等固有免疫细胞与分子也发挥十分重要的作用。因此，固有免疫的第二个功能是启动适应性免疫应答，并参与适应性免疫的效应过程。

（二）适应性免疫（Adaptive Immunity）

适应性免疫是指体内T、B淋巴细胞接受抗原刺激后活化，增殖、分化为效应细胞，产生包括清除抗原在内的一系列生物学效应的全过程，是机体出生后适应生存环境，接触特定病原体（抗原）后所产生，仅针对该抗原的高效防御机制，亦称获得性免疫（Acquired Immunity）或特异性免疫（Specific Immunity）。应答过程中T、B细胞对抗原的识别和清除是特异性的，可形成免疫记忆，并产生免疫耐受。

1.适应性免疫识别

适应性免疫应答以抗原表位为识别对象，由基因重组编码受体TCR/ECR所感知。经历胚系基因重排产生的抗原受体（TCR和ECR）具有丰富的多样性，可以对自然界中存在的各种各样的潜在的抗原表位进行特异性识别和结合。

抗原（Antigen，Ag）是一类能刺激机体免疫系统产生特异性免疫应答，并与相应免疫应答产物发生特异性结合的物质。抗原也被称为免疫原（Immunogen）。抗原刺激机体免疫系统产生特异性免疫应答的能力，被称为抗原的免疫原性（Immunogenicity）；抗原与免疫应答产物特异性结合的能力，被称为抗原的抗原性（Antigenicity）。通常TCR/BCR仅仅能够特异性识别抗原分子中某些特定分子基团，称为表位（Epitope）。表位是抗原分子中的免疫活性区域，作为TCR/BCR的配体，为T细胞和B细胞提供抗原活化的刺激信号；也是决定抗原特异性的关键结构。

TCR和BCR进行抗原表位识别的方式不同，TCR只能识别经APC加工处理后，并被MHC分子结合并提呈的抗原肽片段，其抗原识别受到MHC限制性的约束；而BCR则可以直接识别未经APC加工处理的天然抗原表位，无MHC限制性。$CD4^+$T细胞主要识别MHC II类分子提呈的外源性抗原，而$CD8^+$T细胞主要识别MHCI分子提呈的内源性抗原。TCR/BCR接收到的抗原刺激信号，需要借助共受体CD3或CD79a/CD79b传递，进一步激活T细胞或B细胞。

2.适应性免疫分子

抗体是最重要的免疫效应分子之一，存在于血液和黏膜分泌液等体液中，通过特异性识别和结合病原生物携带的抗原分子，中和病原生物的传染性，并通过各种效应机制清除病原微生物，如促进吞噬细胞的吞噬作用，增强NK细胞的细胞毒效应，激活肥大细胞，释放炎性介质，控制感染的扩散等。

3.适应性免疫应答效应

T细胞、B细胞经抗原刺激后，都须经一定诱导期，方可形成效应产物，包括效应T细胞和抗体等。故适应性免疫应答过程可人为划分为抗原识别的感应阶段、淋巴细胞活化增殖的反应阶段及发挥抗原清除的效应阶段。根据介导抗原清除的效应产物不同，适应性免疫可分为体液免疫（Humoral Immunity）和细胞免疫（Cellular Immunity）两类。体液免疫由B细胞活化后产生的抗体（Antibody）介导，主要执行抗胞外微生物感染及中和其毒素等防御功能。细胞免疫全称细胞介导的免疫（Cell-mediated Immunity），由T细胞介导，主要针对胞内寄生菌和病毒等胞内病原体。激活的$CD8^+T$细胞可以直接发挥特异性的细胞毒作用，诱导靶细胞凋亡，参与抗肿瘤和抗病毒感染免疫。激活的$CD4^+T$细胞在细胞因子的诱导下分化为不同的功能性Th细胞亚群，介导不同的免疫效应。细胞内寄生的微生物，如病毒和某些细胞内感染细菌（如结核杆菌），可在吞噬细胞和其他宿主细胞内生存和繁殖，抗体不能与其结合。功能性Th1细胞则可发挥促进吞噬细胞杀灭细胞内微生物的作用，或直接杀伤受感染细胞，从而起到清除细胞内感染病原体存储场所的作用。

（三）固有免疫和适应性免疫的时相

当病原微生物穿过皮肤黏膜屏障后，最早出现的免疫识别和应答发生在0～4h。在该时相是由一些预存的效应分子（如预存的天然抗体、溶菌酶、MBL、C反应蛋白等）对非己成分的识别和应答。然后，进入早期应答时相（4～96h），在此时相，各种固有免疫细胞（组织中的巨噬细胞和外周血中的中性粒细胞和NK细胞）可被病原体激活，发挥吞噬清除和细胞毒效应，并激活补体，增强吞噬细胞的吞噬能力。同时，固有免疫细胞表达的PRR能够识别病原体表面的PAMP，诱导炎症产生，共同参与病原体的清除。96h后，经历固有免疫应答后，如果感染不能被有效清除，携带有感染信息的固有免疫细胞，可以进入外周淋巴组织和器官，将抗原提呈给T细胞，启动适应性免疫应答，发挥对感染病原体的高度特异性清除。B细胞直接识别抗原，在$CD4^+T$细胞辅助下分化为浆细胞，产生抗体，抗体通过中和作用，补体激活以及抗体依赖的细胞毒作用（ADCC）发挥抗感染功能。T细胞在识别抗原提呈细胞传递的抗原后，活化增殖为效应性$CD4^+$和$CD8^+T$细胞。$CD4^+T$细胞通过分泌细胞因子，对细胞免疫和体液免疫起辅助作用；$CD8^+$细胞直接发挥对靶细胞的杀伤作用。适应性免疫应答清除入侵的病原体后，克隆扩增的B细胞和T细胞大多数死亡，但有少数细胞分化为记忆性B细胞和记忆性T细胞，在机体再次接触相同抗原时迅速活化、增殖为效应细胞，发挥快速，高效的特异性防御功能。

五、免疫学在医学中的应用

（一）免疫学在疾病预防中的应用

从人痘苗到牛痘苗的发现，人类终于在1979年10月26日宣布在全世界范围内消灭了天花，其他如百日咳、麻疹、白喉、脊髓灰质炎、破伤风等计划免疫的实施，也使得一些重要传染病的发病率大大降低。随着免疫学的发展，新疫苗不断问世，距离世界卫生组织提出的"人人终将享有卫生保健"的目标越来越近。

（二）免疫学在临床医学中的应用

免疫学揭示了临床许多原因不明的疾病，如肝炎、1型糖尿病、免疫缺陷病、系统性红斑狼疮、硬皮病、风湿和类风湿等的发病机制；免疫学的操作技术被广泛应用于疾病的诊断和流行病学调查；一些免疫治疗技术如抗体的靶向治疗、细胞因子治疗、免疫细胞过继治疗、免疫分子的基因治疗等治疗方法，已经在动物实验和临床应用中获得了肯定疗效，为预防和治疗疾病提供了光明的前景。

（三）免疫学在医学研究领域中的应用

随着现代免疫学的发展，免疫学的研究范围几乎涉及基础医学和临床医学的各个领域，形成了诸多分支和交叉学科，如免疫生物学、免疫病理学、神经免疫学、肿瘤免疫学、移植免疫学、感染免疫学、临床免疫学等，对医学乃至生命科学的发展起到了巨大的推动作用。

第二节　免疫分析方法

近年来，随着分子生物学、细胞生物学、基础免疫学和免疫化学等学科的进展，以及应用现代高新技术建立的仪器分析日益成熟。免疫分析成为一类检测微量和超微量生物活性物质的检测方法，在医学和生物学科的研究和检验工作中应用十分广泛。

免疫分析同时利用了抗原抗体反应和免疫标记技术，即用荧光素、放射性核素、酶、铁蛋白、胶体金及化学发光剂等作为示踪物，标记抗原或抗体，借助于检测仪器通过对抗原抗体反应的监测，实现对抗原抗体的定性和定量测定。

免疫分析有很多种模式，有不同的分类方式，先介绍几种经常遇到的分析方式。

竞争和非竞争：所有免疫分析都是基于测定识别位点的结合率，也就是分析的基础是直接测定或间接通过测定未结合位点数来测定结合位点数，若直接测定已结合的位点数，则要求抗体浓度较高，称非竞争法；若是通过测量剩余的未结合位点数来实现，则当抗体浓度趋于0时，灵敏度最高，满足此条件的分析方式称竞争法。竞争模式中测量的是样品未结合的位点数，虽然有很多形式，但基本上仍是将样品与标记待测物混合后去竞争结合位点，再将复合物与游离抗原或抗体分离后，测定其相对量，通过减少标记抗原和抗体的浓度，可获得较好的灵敏度。虽竞争免疫分析应用较普遍，但也存在明显缺点。待测物的标记可能导致 Ag* 与 Ab 的结合能力变化甚至消失，特别是标记时使用了抗原中抗原决定簇的基团时结合能力更可能消失。另外，抗原与标记抗原的结合动力学行为的不同也须予以考虑，偶尔会发生标记抗原存在可以增强识别作用的情况，当使用标记半抗原时更是如此，当半抗原标记的位点与制备抗体时其与载体蛋白结合的位点相同时，便会出现这种现象。

夹心模式：抗原上可能有几个不同的识别位点，且分布在不同位置，利用此性质可以实现夹心免疫分析形式。即待测物抗原首先由某种抗体捕获而从样品中分离出来，再与过量的只与捕获抗原复合物结合的标记抗体一起温育。在此方式中，标记抗体必须只与已结合的抗原的暴露部分发生特异结合，在理想的夹心模式中，若不存在抗原，因没有可与标记抗体结合的位点存在而无任何信号产生，但实际上可能存在一些非特异性吸附而产生 Ab1、Ab2 的结合，而产生干扰信号。此模式要求 Ab2 浓度在一个合适的范围，若过高，可导致对 Ab1 的非特异吸附增加，若过低则产生测量误差。相反，Ab1 的浓度对灵敏度没有什么影响，其作用只是将抗原从样品中捕获出来。

"免疫分析法可分为放射免疫法、荧光免疫法、酶免疫法等，它们都具有灵敏度高、选择性强的特点，已广泛应用于科学研究、药物分析、临床检验、环境监测等多个领域。"[①] 以下根据标记物的不同，分别介绍几种常见的免疫分析方法。

一、酶联免疫分析

酶是最常用的免疫分析标记物。自1971年 Engvall 等建立了检测可溶性物质的酶联免疫吸附实验（简称 ELISA）和1972年 Rubenstein 等建立了均相酶免疫测定（即酶放大免疫实验，简称 EMIT）以来，酶联免疫检测方法进展很快，目前已成为一类较为成熟的方法，但随着在各个领域的广泛应用，仍不断有所改进。酶联免疫检测方法具有微量、特异、高效、经济、方便和安全等特点，广泛应用于生物学和医学的许多领域，在理论研究和实际工作中都发挥了重要作用。

酶联免疫分析利用了免疫反应（即抗原-抗体反应）的高度特异性和酶促反应的高度敏感性，进行对抗原或抗体的检测，是一种定性和定量的综合性技术。目前使用的酶联免

① 郑越中，张正红，陈国强. 生物药物分析与检验 [M]. 成都：电子科技大学出版社，2020：28-29.

疫检测方法很多，从实验操作的实际情况出发，以下按是否将抗原或抗体结合到固相载体上为线索对酶免疫检测方法进行介绍。

（一）固相酶免疫测定法

固相酶免疫测定是将待测抗原或抗体（或与待测抗原或抗体相特异性结合的成分）结合到固相载体上，再通过免疫酶的结合和底物显色过程进行检测。

固相酶免疫测定法又分为酶联免疫吸附法、限定抗原底物珠法（简称DASS）和免疫酶测量实验等。以下重点介绍酶联免疫吸附法。

酶联免疫吸附法（ELISA）作为一种基本的免疫测定方法，近年来得到迅速发展，ELISA技术已经在各领域被普遍应用。ELISA实验技术也有很多种，如竞争和非竞争，每种又包括直接和间接法，一般主要涉及竞争法和夹心法，夹心法是利用两种不同动物的抗体，分别与多价抗原作用，可提高方法的特异性，但对半抗原的测定只能采用竞争法。

经典的酶联免疫吸附法的实验步骤可概括为包被、洗涤、与特异性抗体反应、与酶联抗体反应、显色和测定等步骤。

（二）均相酶免疫测定法

均相酶免疫测定法无须分离游离的和结合的酶标记物，因而不需要载体。半抗原与酶标记物结合后，可使酶的活性受到抑制或激活，但当再与相应抗体结合后，其酶活性被激活或抑制。

测定原理和过程如下：

1.当半抗原与酶结合使酶的活性激活，再与相应抗体结合后，其酶活性被抑制时的测定

将酶标记半抗原形成具有酶活性的半抗原-酶复合物（酶标半抗原）。

将一定量的酶标半抗原、待测样品及抗体混合，当待检样品中无相应半抗原时，形成抗体-酶标半抗原复合物（无酶活性），当待检样品中存在相应半抗原时，形成抗体-酶标半抗原复合物（无酶活性）抗体-半抗原复合物，并剩余部分酶标半抗原（有酶活性），待测样品中的半抗原含量越高，竞争性结合后酶标半抗原的剩余量则越大，总体反应中酶活性越高。

加入相应酶底物，根据酶降解底物量判断待测标本中小分子半抗原的有无和数量。

2.当半抗原与酶结合使酶的活性抑制，再与相应抗体结合后，其酶活性被激活时的测定

将酶标记半抗原，形成无酶活性的半抗原-酶复合物（酶标半抗原）。

将定量的酶标半抗原、待测样品及抗体混合，当待检样品中无相应半抗原时，形成抗

体–酶标半抗原复合物（有酶活性），当待检样品中存在相应半抗原时，形成抗体–酶标半抗原复合物（有酶活性）抗体–半抗原复合物，并剩余部分酶标半抗原（无酶活性），待测样品中的半抗原含量越高，竞争性结合后酶标半抗原的剩余量则越大，总体反应中酶活性越低。

加入相应酶底物，根据酶降解底物量判断待测标本中小分子半抗原的有无和数量。均相酶免疫测定主要用于检测小分子半抗原，如激素和药物成分等。可用于此类检测方法的酶类主要有葡萄糖–6–磷酸脱氢酶、溶菌酶和苹果酸脱氢酶等。此法的检测敏感性低于ELISA法，但操作简便、快速，准确性和重复性好，所需仪器少，为很多自动化测定系统所采用。

（三）双抗体酶免疫测定法的基本原理

双抗体酶免疫测定法为一类介于固相酶免疫测定法和均相酶免疫测定法之间的测定法，主要利用抗原与抗体间的可逆性结合，以及当抗原、抗体比例适合时可交联形成大分子复合物的原理进行，有人将其用于人甲胎蛋白（AFP）等的测定，敏感性可达1ng/mL水平。

基本步骤如下：

①将待测抗原（样品）与一定量抗原特异的第一抗体混合，共同孵育，使二者充分结合；②加入足量的酶标记抗原，共同孵育，使第1抗体的抗原结合部位完全饱和；③加抗第1抗体的第2抗体，形成抗原-第1抗体–第2抗体的不溶性复合物。④以离心法分离沉淀物，并对沉淀进行洗涤；⑤将酶的底物加入沉淀中，对其催化活性进行检测，沉淀物中的酶活与待测抗原量成反比。

二、放射免疫分析

放射性标记是最早采用的标记技术，1950年美国免疫学家Pressman和Eisen使用放射性碘标记抗原来研究抗原抗体反应；其后，美国科学家Berson和Yalow应用放射性碘标记蛋白质进行蛋白质代谢示踪研究，发现未标记抗原能竞争抑制标记抗原与抗体的结合，并能从结合能力测出未知抗原的量，从而创建了放射免疫测定法。

放射免疫分析是结合了同位素分析的敏感性和抗原抗体反应的特异性而建立的一种检测技术。基本原理是标记抗原Ag*与非标记抗原Ag对特异性抗体的竞争性反应。反应中Ag*和Ag和抗体的结合能力是相同的。Ag*与Ab形成标记抗原抗体复合物，Ag和Ab结合形成非标记抗原抗体复合物。如果标记抗原和特异性抗体的量保持一定，且Ag*和Ag量之和大于抗体的有效结合量，则Ag*和Ag就会相互竞争与有限量的特异性抗体结合，因此Ag和Ag*-Ag间就存在一种函数关系，即随着Ag量的增加，Ag*-Ag复合物形成的量就减少，所测定的放射性强度就降低了。

放射免疫分析中常用的核素包括3H、125I、131I等，3H是弱β衰变，能量弱，易于防护，衰变周期长，但缺点是标记须用3H2，需要一定的真空条件和设备；131I半衰期短，因此常用125I来标记抗原。

三、荧光免疫分析

荧光免疫分析是一种以荧光物作为标记物的免疫分析技术。荧光物质的分子在特定条件下吸收激发光的能量后，分子成激发态而极不稳定，迅速回到基态可以电磁辐射形式释放出所有的光能，放射出波长较照射光长的荧光。荧光免疫分析技术可分为荧光免疫组织化学技术和荧光免疫测定两类。制备荧光抗体常用的荧光素有异硫氰酸荧光素（FITC）、四乙基罗丹明（RB 200）、四甲基异硫氰酸罗丹明（TRITC）。

荧光免疫组织化学技术是利用某些荧光素通过化学方法与抗体结合制成荧光抗体，使其仍保持原抗体的免疫活性，然后使荧光抗体与被检抗原发生特异性结合，形成的复合物在一定波长光的激发下可产生荧光，借助荧光显微镜检测或定位被检抗原。

荧光免疫测定又根据抗原抗体反应后是否需要分离结合的与游离的荧光标记物而分为均相和非均相两种类型。如果在抗原抗体反应后，抗原抗体复合物中的标记物失去荧光特性则不需要将结合的和游离的荧光标记物分离，可直接测定游离的抗体标记物的量，从而推算出标本中的抗原量，该方法称为均相荧光免疫分析法，比如荧光偏振免疫分析法（FPIA）。具体有以下几种形式：

（一）荧光猝灭法（Fluorescence Quenching）

一个分子发生荧光是由于它吸收了一定波长的光后，为了消除这部分吸收的能量而发射出波长较长的光，用紫外光照射蛋白质，可诱导蛋白产生荧光。虽然苯丙氨酸、酪氨酸和色氨酸残基均能有效地产生荧光，但色氨酸残基是产生荧光的主要成分。用波长为280～295nm的光照射提纯的抗体，它发射的荧光波长为330～350nm，这是由于色氨酸残基发射的荧光波长所致。若这种激发的能量转移到不发生荧光的分子上，则蛋白质的荧光便减少。因此，当提纯的抗体与具有某些荧光性质的半抗原作用时，由于紫外光照射所产生的激发能量被转移到不发生荧光的结合半抗原上，并为非荧光过程所消散，从而导致了抗体荧光的减弱或猝灭，如半抗原2,4-二硝基苯（DNP）基团的抗体荧光猝灭法，半抗原DNP-赖氨酸的最大吸收波长在360nm。它的吸收光谱恰好与抗体的发生波长重叠，因而特别适合于对抗体的荧光猝灭研究。首先测定半抗原将所有的抗体结合部位占有时获得的最大荧光猝灭，然后假定抗原–抗体结合物的数量和半抗原的量在一定的范围内呈正相关，并与荧光猝灭值呈反相关系，由此可求出结合和游离的半抗原的量。该法的优点是需要的抗体量小，但它的局限是需要纯度高并具有所需的光谱性质的半抗原和抗体。

（二）荧光增强法（Fluorescence Enhancement Aasay）

某些半抗原和抗体的结合，可导致蛋白质荧光的减弱，但这些蛋白质色氨酸转移过来的激发能并不被消散，而是被荧光半抗原吸收了，从而显示了它的荧光增强，这种现象被称为荧光增强，某些半抗原的这种性质可用于测定其含量，该法的明显优点是不需要提纯的抗体，因为测量的是半抗原的荧光性质而不是抗体的荧光性质。

具有这种荧光性质的分子，如二甲基氨基萘–5磺酰（DANS）基团，它的吸收最大处是色氨酸的荧光最强处；它的吸收最小处是蛋白质的吸收最大处，在520nm它发射最强荧光，此时，蛋白质则不发生荧光。因此，当兔抗体与DAN-赖氨酸作用时，连接物的荧光增强了25 ~ 30倍，由于荧光的强度与结合的半抗原的分子数量有关，故平衡时，可用于定量测定结合的半抗原。

（三）荧光偏振法（Fluorescence Polarization）

小分子发射的荧光在正常情况下并不偏振，因为在激发和发射之间的短时间内分子是随机排列的，当分子增大时，布朗运动旋转所产生的分子旋转量减少。因此，当荧光分子与抗体分子作用时，分子量明显增大，使旋转运动受到限制。在这种情况下，分子随抗体定向的过程比自由的荧光分子要慢，从而导致发射的荧光偏振。荧光的偏振程度可以定量测定结合的和游离的抗原。此法已用于半抗原，荧光标记蛋白质抗原与相应的抗体之间的作用。常用于蛋白质抗原研究的标记试剂是异硫氰基荧光素和二甲基氨基萘磺酰氯。

（四）时间分辨荧光免疫分析法（Time–resolved Immunofluorometric Assay）

荧光免疫分析中的时间分辨测定技术，是为了提高免疫分析法灵敏度和特异性而发展起来的，测定中根据标记物和干扰物荧光寿命的差异，选择性地测定标记物的荧光信号即为所谓的时间分辨测量技术。荧光免疫分析中的主要问题是测量过程中的高背景荧光干扰而使测试的灵敏度受到限制。这些背景荧光来自于塑料、玻璃及样品中的蛋白质等。其荧光寿命一般在1 ~ 10ns。由此可见，若用荧光素作为标记物，用时间分辨技术仍不能消除干扰。因此，必须采用具有比产生背景信号组分的荧光寿命适当长的荧光团作为标记才能利用时间分辨测量的优点，由于某些铜系元素螯合物比常用的荧光标记物高出5 ~ 6个数量级，因此可以很容易用时间分辨荧光计将其背景荧光区别开来。常采用销离子Eu^{3+}作为标记物。

四、发光免疫分析

发光免疫分析（LIA）是一种利用物质的发光特性，即辐射光波长、发光的光子数及与产生辐射的物质分子的结构常数、构型，所处的环境、数量等密切相关，通过受激分子发射的光谱、发光衰减常数、发光方向等来判断该分子的属性及发光强度来判断物质的量的免疫分析技术。

发光免疫分析按标记物的不同分：①化学发光免疫分析（CLIA）：其标记物为氨基酰脲类及其衍生物，如5-氨基邻苯二甲酰脲等；②化学发光酶免疫分析法（CLEIA）：先用辣根过氧化物酶（HPR）标记Ag或Ab，在反应终点时再用Luminol测定发光强度；③微粒子化学发光分析：其标记物为二氧乙烷、磷酸酯等；④电化学发光分析：其所采用的发光试剂标记物是三联吡啶钌NHS酯；⑤生物发光免疫分析法（BLIA）。

使用荧光素酶标记Ag或Ab，使其直接或间接参加发光反应。生物发光也是化学发光的一种，基本上与萤火虫发光的机理相同。其过程是利用荧光素酶，催化杂环有机分子（一种荧光素）的氧化。这些荧光素的结构可能不同，但许多荧光素酶催化反应过程都涉及诸如ATP、FAD或NADH之类的辅助因子，所以用这些辅助因子标记就可以将体系引入到荧光素酶催化过程中。另外，通过NAD相关酶标记可以进行酶放大作用，由NAD^+引发的酶循环过程可产生发光信号。

第三节　免疫扩散法

免疫扩散技术是凝胶内沉淀反应技术。最常用的凝胶为琼脂糖。由于凝胶内沉淀试验具有高度的敏感性和特异性，且设备简单、操作方便，因而得到广泛应用。

该技术利用可溶性抗原和相应抗体在凝胶中扩散，形成浓度梯度，在抗原与抗体浓度比例恰当的位置形成肉眼可见的沉淀线或沉淀环。适宜浓度的凝胶可视为一种固相的液体，水分占98%以上，凝胶形成网络，将水分固相化。抗原和抗体蛋白质在此凝胶内扩散，犹如在液体中自由运动。大分子（分子量在20万以上）物质在凝胶中扩散较慢，可利用这点识别分子量的差别。另外，由于琼脂网孔有一定的限度，抗原抗体结合后，复合物的分子量至少应在自力以上，这种超大分子则被网络在琼脂中，经盐水浸泡也只能去除游离的抗原或抗体，这对后面的分析带来极大的方便。

免疫扩散技术可根据抗原与抗体反应的方式和特性，分为单向扩散试验和双向扩散试验。

一、单向免疫扩散概述

（一）原理

单向免疫扩散（Single Immunodiffusion）是指抗原或抗体这两种成分中只有一种成分扩散的方法。根据形式可分为试管法和平板法两种，平板法由Mancini于1965年提出，是目前最常用的抗原定量技术。如果将抗体与琼脂混合，置抗原于凝胶孔中，抗原则呈辐射状扩散，在孔的周围与抗体形成可溶性的免疫复合物，它们继续向外扩散，与更多的抗体结合，直到达到抗原与抗体的等当点时，即形成一个沉淀环。由于试验过程中抗原向四周扩散，故称为单向辐射状免疫扩散（SRID）。沉淀环的直径与孔中抗原地址以及抗体在凝胶中的浓度有关。用已知量的参考品做标准曲线，根据标准曲线和样品孔沉淀环的直径，即可测得样品中相同抗原的量。如将抗原加入凝胶而将抗体加入凝胶孔中，则可用来测定抗体的浓度。

（二）材料和设备

1% agarose（用pH8.6，0.1mol/L巴比妥-巴比妥钠缓冲液配制）；玻板（10×10cm）或培养皿（直径10cm）；凝胶打孔器（直径3mm）；水平台；水浴箱；10mL吸管；5μL加样器；抗原和抗体：包括定量蛋白的标准溶液，待测样品溶液，定量蛋白的特异性抗血清。

（三）单向扩散试验

本试验是在琼脂胶中混入一定量抗体，使待测的抗原溶液从局部向琼脂内自由扩散，在一定区域内形成可见的沉淀环。根据试验形式可分为试管法和平板法两种。

1.试管法

该方法由Oudin于1946年报道。将血清或纯化抗体混入约50℃的0.7%琼脂糖溶液中，注入小口径试管内，待凝固后，在凝胶上面加入抗原溶液，让抗原自由扩散入凝胶内，在抗原与抗体比例恰当位置形成沉淀环。在黑色背景斜射光处，极易观察这种白色不透明沉淀带。

沉淀环的数目和形态受抗原和抗体性质的影响。溶液内含有多种抗原，在凝胶中含有各自的抗体，扩散后形成相应的抗原抗体复合物，出现多条区带。试管上部的沉淀带表示抗原量少或者抗体量多；反之，下面的沉淀带则抗原量大或抗体量少。另外，抗体类型也有很大区别，如用兔抗血清（R型抗体），抗体过量亦可形成复合物，因而沉淀带宽而界线不清；如用马抗血清（H型抗体），抗原或抗体过量皆不形成复合物，因而只在比例合适处形成界线清晰的沉淀物。

2.平板法

此法由Mancini于1965年提出，是目前最常用的简易抗原定量技术，其要点是：将抗体或抗血清混入0.9%琼脂糖内（约50℃），未凝固前倾注成平板，凝固后在琼脂板上打孔（一般直径为3～5mm），孔中加入抗原溶液，置室温或37℃让其向四周扩散，24～48h后可见周围出现沉淀环。

由于试验中抗原向四周扩散，故又称单向辐射状免疫扩散（single radialimmunodeffusion，SRID）。最后，测量沉淀环的直径或计算环的面积。沉淀环直径或面积的大小与抗原量相关，但不是直线相关，而是对数关系。同时，这种沉淀环还与分子量和扩散时间有关。抗原含量与环径的关系有两种计算方法。

（四）应用及注意事项

本试验主要用于检查血清中IgG、IgA、IgM以及补体C_3、C_4等含量。由于各类免疫球蛋白的分子量大小不等，因此同样浓度的IgG、IgA、IgM在琼脂糖中的扩散速度各异：IgG扩散最快，形成的沉淀环也大；IgM的分子量最大，扩散速度慢，形成的沉淀环较小；IgA介于两者之间。本周蛋白（BTP）分子量极小，故形成的沉淀环最大。

由于形成的沉淀环大小与抗原或抗体浓度相关，因此临床检测时应先调整抗体和抗原各自的最适浓度，抗体最适浓度应使免疫扩散后的沉淀环边缘清晰，且能测出血清中免疫球蛋白的正常值和最大限度的异常值。若抗体浓度过高，形成的沉淀环直径小；浓度过低，不易检测抗原的最高限浓度。沉淀环的大小与所检测的抗原浓度呈正比，抗原浓度过低时，沉淀环太小，不易测定；过高时，沉淀环太大，浪费抗血清。

二、双向免疫扩散

（一）原理

双向免疫扩散（Double Immunodiffusion）是指抗原和抗体在同一凝胶内都扩散，彼此相遇后形成特异性的沉淀线。该法是将抗原与抗体分别加入同一凝胶板中两个相隔一定间距的小孔内，使两者进行相互扩散，当抗原抗体浓度之比相适宜时，彼此相遇形成一白色弧状沉淀线。

双向免疫扩散包括试管法和平板法，较常用的是平板法。该法最早由Ouchterlony创立，故又称Ouchterlony法。当两抗原的决定簇相同时，则与抗体形成的沉淀线相吻合；若两抗原的决定簇完全不同时，则与抗体所形成的沉淀线呈不相关的交叉线；若两种抗原有部分决定簇相同时，则与抗体形成呈部分吻合或部分交叉的沉淀线。从形成沉淀线的形态，清晰度及位置等可了解抗原或抗体的各种性质。若形成的沉淀线正处于两个孔之间，说明抗体抗原浓度适宜，扩散速度相似；反之，若抗原抗体浓度相似但扩散速度不同，或它们的浓度不同而扩散速度相似，则形成的沉淀线往往偏于扩散速度慢的或浓度低的孔。若抗原（或抗体）的浓度大大超过抗体（或抗原）时，则沉淀线不清晰或模糊，这是由于沉淀线向浓度低的一方扩散之故。

材料和设备同单向免疫扩散。

（二）方法

1.将二块玻璃板用水洗净后用75%乙醇冲洗，晾干后放在水平台上备用。

2.将1% agarose融化后，置56℃水浴。

3.在每块玻璃板上铺15mL agarose（约1.5mm厚），凝固后打孔（直径3mm），孔间距10mm。

4.中心孔加5μL抗血清，周围孔内每孔加5μL抗原样品（抗原抗体预先做系列稀释以获得适宜的抗原抗体比例）。

5.将凝胶板置于湿盒内，室温扩散24h。

6.观察结果。

7.如需要，凝胶板可压片、干燥和染色后保存（见单向免疫扩散）。

（三）应用

1.测定抗原浓度和判定抗体效价：如在琼脂板上的中心小孔中加入固定浓度的抗体，周围小孔中分别加入经对倍稀释的已知浓度抗原（如1∶2，1∶4……）或待测抗原，经双向扩散后，根据标准抗原出现的沉淀线位置可半定量测定未知抗原浓度，也可在中心孔中加入固定浓度的抗原，周围孔中加入经对倍稀释的抗体，视出现沉淀线的位置判定抗体效价。

2.用已知抗血清（或抗原）检测未知抗原（或抗体）：如检测HBsAg、抗-HBs、HBeAg以及抗-HBe等，也可检测肝病患者血清中有无AFP存在。本法特异性高，但灵敏度低，所需时间长。

3.检查抗血清或抗体的纯度：可用于区别血清型不同的簇群的抗体与不同抗原的反应性，同时也检查抗原和抗体交叉反应的可能性。假如出现几条沉淀线，说明抗原和抗体皆不是单一成分。

4.抗原或抗体相对分子量的估计：分子量小的抗原或抗体在琼脂内扩散快，反之则较慢。由于慢者扩散圈小，局部浓度则较大，形成的沉淀线弯向分子量大的一方。若两者分子量相等，则形成直线。

（四）双向扩散试验

在琼脂内抗原和抗体各自向对方扩散，在最恰当的比例处形成抗原抗体沉淀线，观察这种沉淀线的位置、形状以及对比关系，可做出对抗原或抗体的定性分析。双向扩散也可分为试管法和平板法。

1.试管法

试管法由Oakley首先报道。先在试管中加入含抗体的琼脂，凝固后在中间加一层普通琼脂，冷却后将抗原液体加到上层。放置后，下层的抗体和上层的抗原向中间琼脂层内自由扩散，在抗原与抗体浓度比例恰当处形成沉淀线。此法分析效果与Oudin法相似，在临床检验中罕用。

2.平板法

平板法由Ouchterlony首先报道，是抗原抗体鉴定的最基本方法之一。该法的基本步骤是：在琼脂板上相距3～5mm打一对孔，或者打梅花孔、双排孔、三角孔等。在相对的孔中加入抗原或抗体，置室温或37℃环境中，18～24h后，凝胶中各自扩散的抗原和抗体可在浓度比例适当处形成可见的沉淀线。根据沉淀线的形态和位置等可做如下四种分析。

（1）抗原或抗体的存在与否及其相对含量的估计

沉淀线的形成是根据抗原抗体两者比例所致。沉淀线如靠近抗原孔，则指示抗体含量较大；如靠近抗体孔，则指示抗原含量较多。不出现沉淀线则表明抗体或抗原过剩。另外，如出现多条沉淀线，则说明抗原和抗体皆不是单一的成分。因此，可用于鉴定抗原或抗体的纯度。

（2）抗原或抗体相对分子量的分析

抗原或抗体在琼脂内自由扩散，其速度受分子量的影响。分子量小者扩散快，反之则较慢。由于慢者扩散圈小，局部浓度较大，形成的沉淀线弯向分子量大的一方。如若两者分子量相等，则形成直线。

（3）用于抗原性质的分析

两种受检抗原的性质可完全相同、部分相同或完全不同。

（4）用于抗体效价的滴定

双向扩散技术是抗血清抗体效价滴定的常规方法。固定抗原的浓度、稀释抗体；或者抗原、抗体双方皆作不同的稀释，经过自由扩散，形成沉淀线。出现沉淀线的最高抗体稀释度为该抗体的效价。

三、逆向免疫扩散

（一）原理

逆向免疫扩散（Reversed Immunodiffusiori）指将一定浓度的抗原IgG（或其他蛋白质抗原）加入琼脂糖凝胶中（每毫升琼脂糖凝胶含10～20μg抗原IgG），打孔，加入一定体积的抗体，在一定浓度盐离子参与下，扩散中与抗原起沉淀反应而形成沉淀环，沉淀环大小与抗体浓度的对数成直线关系。

（二）材料和设备

正常人IgG，亲和层析纯化的免抗人IgG；免抗人血清IgG；琼脂糖粉；pH8.6，0.1mol/L巴比妥-巴比妥钠缓冲液；0.2%噻嗪红染液，或0.05%氨基黑10B染液；玻璃板，打孔器等。

（三）方法

1.玻璃板洗净后，用75%乙醇冲洗，晾干，放于平台上备用。

2. 用pH 8.6，0.1mol/L.巴比妥-巴比妥钠缓冲液配制2%琼脂糖凝胶，融化后，于56℃水浴备用。

3. 取2mL琼脂糖凝胶，加入2mL IgG抗原（其浓度为有活性IgG蛋白20μg，用pH8.6巴比妥缓冲液稀释）于56℃水浴中充分混匀，立即在水平板上铺成2.5cm×7cm凝胶板。

4.待凝胶凝固后打孔，孔距15mm，孔径3mm。

5.被测样品用pH8.6，0.05mol/L，巴比妥-巴比妥钠缓冲液适当稀释后，每孔加10pul，37℃湿盒放置24h。

6.样品含量测定：测定沉淀环直径大小，于逆向扩散抗体标准曲线查出相应的抗体含址，即为被测样品的抗体蛋白量。

7.抗体IgG逆向扩散标准曲线制作：取纯化后标定抗原量的IgG及亲和层析纯化的IgG，先固定抗原量，测出不同抗体量形成沉淀环的关系后，可采取一定范围内抗体量作成沉淀环。然后以沉淀环直径为横坐标，以抗体量为纵坐标在半对数坐标纸上作图。

8.染色及结果保存（见单向免疫扩散）。

（四）应用

主要用于抗血清制品、荧光抗体及酶标记抗体等抗体蛋白量的测定等。

第四章　色谱分析法

色谱分析方法简称色谱法或层析法，是一种基于物理或者物理化学进行分离的分析方法。它利用物质在两相中分配系数的微小差异，使各组分得到分离，进而达到分析及测定物理化学常数的目的。由于具有分离效能好、分析速度快、检测灵敏度高、适用范围广和操作简便等特点，色谱法备受众多领域研究人员的青睐。随着人工智能、自动化等相关技术的飞速发展，色谱分析方法也发展迅猛，并成为分析化学领域中发展最快、应用最广泛的分析方法之一。现在，色谱分析方法已经在材料、生物、环境、法庭、食品、医药和航天等多个领域得到了广泛的应用。

色谱法的分离原理主要是利用样品中各组分在流动相与固定相中的分配系数差异而进行分离的。当两相相对运动时，样品中的各组分将在两相中多次分配，分配系数大的组分迁移速度慢；反之则迁移速度快，从而使混合物中各组分获得分离。

当这两种异构体共存时，由于它们的性质比较接近，用沉淀、萃取等一般方法难以分离，但用色谱法就比较容易分离。

取玻璃管一根，下端拉成漏斗状并垫一层脱脂棉或玻璃棉，然后装入吸附剂氧化铝（固定相），用少量石油醚将样品溶解后加到氧化铝柱的顶端，然后用一定体积的含有20%乙醚的石油醚（流动相）连续不断地冲洗色谱柱。由于两组分之间在性质上存在差异，它们在色谱柱内的两相中不断地进行吸附与解吸，经过无数次这样的吸附与解吸过程后，吸附能力弱的组分先由柱中流出，而吸附力强的组分则后流出，最终达到分离。

第一节　柱色谱法

柱色谱法（Column Chromatography，CC），系指固定相装于柱内，在流动相推动下样品在柱内沿一个方向移动而达到分离的色谱法。

经典柱色谱法（Classical Column Chromatography，CCC），系指在常压的条件下，依靠重力作用使液体流动相移动而使样品达到色谱分离的柱色谱法。

由于经典液相柱色谱法依靠重力使液体流动相流动，因此分离速度慢；再则，所使用的柱填料的颗粒较粗，柱效有待提高。

在所有色谱技术中，创立于1903年的经典柱色谱法，是最早使用的一种色谱方法。

由于此法具有设备简易、载荷量大、节省能源、操作方便等优点，因此现在仍被广泛应用，例如生化样品的分离、天然产物的纯化、标准样品的制备、环保样品的提取等。

一、柱色谱法类型

在经典液相柱色谱法中，比较常用的有两种类型：液–固吸附和液–液分配柱色谱法。

（一）液–固吸附柱色谱法

液–固吸附柱色谱法（Liquid-Solid Adsorption Column Chromatography，LSACC），系指利用各组分在吸附剂与洗脱剂之间的吸附和解吸能力的差异而达到分离的色谱法。

当样品组分分子到达吸附剂表面时，由于吸附剂表面与样品组分分子的相互作用，使样品组分分子在吸附剂表面的浓度增大，这种现象称为吸附。当洗脱剂连续通过吸附剂表面时，由于洗脱剂对样品组分分子的作用力，样品组分分子被洗脱剂溶解下来，在一定温度下，吸附和溶解达到平衡。但由于洗脱剂不断地移动，这种吸附与溶解的过程反复多次发生并不断建立新的平衡，样品组分分子随洗脱剂移动的速度与其平衡常数和洗脱剂流速有关。当控制流速一定时，各组分就依据其平衡常数（或称吸附平衡常数）的不同而得到分离。

（二）液–液分配柱色谱法

液–液分配柱色谱法（Liquid-Liquid Partition Column Chromatography，LLPCC），系指利用样品组分在流动相和固定相中的溶解度的不同而有不同的分配系数来实现分离的色谱法。其中，流动相是液体，另一相是浸渍或键合在载体上的固定相也是液体，故称为液–液分配色谱。

二、柱色谱法操作步骤

第一，将有机萃取剂溶于挥发性溶剂中配制成适当浓度的溶液，把载体浸渍在此溶液中，搅拌或振荡一段时间后，让溶剂挥发制成固定相，然后装柱。

第二，装柱后，用水流过色谱柱使固定相和流动相达到平衡。

第三，将试液调至萃取所需要的最佳条件，并控制一定的流速流经色谱柱。

第四，用同样的流速及与试液相似的水溶液洗涤柱床。

第五，控制一定的流速、温度，根据待分离组分的性质选择不同的洗脱液淋洗，使各组分分离。例如，用三正辛胺-纤维素色谱柱，分别用10mol/L盐酸、6mol/L盐酸和0.05mol/L硝酸为洗脱液，可以将 Th（IV）、Zr（IV）和 UO_2^{2+} 很好地分离。如图4-1所示。

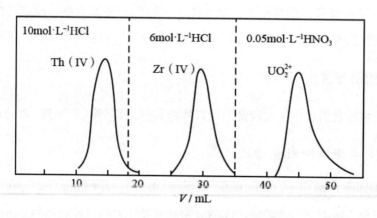

图4-1　Th（Ⅳ）、Zr（Ⅳ）和UO_2^{2+}混合物的反相分配色谱

三、吸附柱色谱的应用

柱色谱可用于多种液体样品和固体样品的分离分析，此法还常用于纯物质的提取，应用举例如下。

（一）染料的分离

柱子：取一段内径0.5cm、长15cm的玻璃管，把其一端拉细，再接上阀门，洗净后干燥，然后在阀门上部的柱底填入一团脱脂棉。

填料：以层析用的吸附剂氧化铝为柱填料，填料装至柱长约4/5处，柱填料应装得均匀紧实，装好之后再把一小团脱脂棉置于填料顶端压紧，再用适当的方法把柱子垂直牢牢固定。

样品：取少量曙红、甲基紫、甲基橙、亚甲基蓝，用适量乙醇溶解成溶液。

洗脱：先以滴管用1～2mL蒸馏水使柱子顶端氧化铝润湿，再加1～2mL染料溶液，待溶液完全渗入柱中时，再缓慢加入适量乙醇，随着乙醇向下移动柱上依次出现上述各染料的特征色带。

效果：柱子自上而下，依次为曙红、亚甲基蓝、甲基紫、甲基橙，各组分彼此分离完全。

（二）金属离子的分离

柱子：取一段内径0.5cm、长15cm的玻璃管，把其一端拉细，再接上阀门，洗净后干燥，然后在阀门上部的柱底填入一团脱脂棉，压紧。

填料：以层析用的吸附剂氧化铝为柱填料，填料装至柱长约4/5处，柱填料应装得均匀紧实，再把柱子垂直牢牢固定。

样品：取适量铁、锰、铜、钴、锌等的盐类，用水溶解，使其含量均为5mg/mL左右。

洗脱：先用70%乙醇1～2mL，把柱内填料润湿，再加入0.5～1mL样品溶液，待溶液渗入柱中后再加数滴蒸馏水，并在柱填料上端放入一小团脱脂棉压紧，再加入黄血盐和赤血盐的混合溶液(分别配成5%溶液后，以等体积混合)，在柱上出现各离子的特征色带。

效果：柱子自上而下，依次为铁离子(天蓝色)、铜离子(红褐色)、锌离子(黄色)、钴离子(紫褐色)、锰离子(褐色)的谱带，各组分彼此完全分离。

(三) 氯化物的分离

柱子：取一段内径为1cm长50cm玻璃管做层析柱，把其一端拉细，再接上阀门，洗净后干燥，然后在阀门上面的柱底填入一团玻璃棉。

填料：以140～170目层析硅胶为柱填料，经110℃活化8h之后装柱。填料装至柱长约9/10处，填料应装得均匀紧实，再用不锈钢支架把柱子垂直牢牢固定。

样品：取1g苯二甲腈氯化物样品，用适量丙酮把样品溶解。

洗脱：取适量环己烷把柱内填料润湿，再慢慢加入样品溶液，以苯一环己烷洗脱。

效果：用薄层色谱分析和气相色谱分析表明，苯二甲腈氯化物的洗脱基本上按苯二甲腈氯化物的分子量从大至小的顺序流出。

(四) 氨基酸的分离

柱子：取一段内径约0.5cm长20cm玻璃管做层析柱，把其一端拉细，接上阀门，洗净后干燥，然后在阀门上面的柱底填入一团玻璃棉。

填料：以140～160目活性炭为载体，以KCN吸附于活性炭表面为固定液。填料装至柱长约9/10处，填料应装得均匀紧实，再把柱子垂直牢牢固定。

样品：取脂肪族氨基酸和芳香族氨基酸样品少量，用适量的稀乙酸水溶液溶解。

洗脱：把样品溶液加入于柱填料顶端后，脂肪族氨基酸从柱中流出，而芳香族氨基酸被吸于柱填料中，再用5%的苯酚+20%的乙酸溶液洗脱出芳香族氨基酸。

效果：用薄层色谱分析和气相色谱分析表明，脂肪族氨基酸和芳香族氨基酸获得分离。

近年来，为适应科学的进步和工业技术的发展，色谱柱技术也取得了显著的进步。一方面，现有的色谱技术已可以满足当前各个领域中对色谱柱的需求；另一方面，色谱柱技术的改进与提高仍在不断进行之中。除生化分离的特殊要求外，发展新药和基因组研究等，也对色谱柱提出了高效、高选择性以及快速检测等要求。特别是组合化学和蛋白质组学研究的蓬勃开展，多通道快速分离分析的要求增强。因而，微型液相色谱柱、芯片式色谱柱乃至微芯片全色谱分析系统成了色谱技术中的另一个热点。此外，将色谱的多模式分离与毛细管电泳结合起来的毛细管电色谱，也需要特殊的微色谱柱系统。我们似乎可以说，未来液相色谱的发展的特点将是两极分化式的发展。面对生物高技术产业和制药工业的制备色谱系统，需要发展简单、高效、高速、低成本的色谱柱填料及制备型色谱柱；而面向基因组、蛋白质组及环境分析的高效、高选择性以及高通量、快速分析系统，将会向微型化方向发展。

第二节　纸色谱法

纸色谱法以纸当初载体，在纸上均匀地吸附着液体固定相，而流动相则是和固定液无法互溶的溶剂。其操作流程为：把试样滴到纸的一端后，于展开罐中不断展开，因不同组分在纸上移动的距离不一样，而出现了互相分离的斑点。

一、纸色谱法原理

纸色谱法属于分配色谱，以纸为载体，可利用纸纤维吸附的水（或水溶液）做固定相，用不与固定相相溶的有机溶剂做流动相。

纸纤维素是由 n 个葡萄糖分子组成的大分子，其中含有多个亲水性羟基。当纸吸附了水时，其羟基能与水分子形成氢键，将水分子牢牢地吸附在纸的表面上，其中约有6%的水与纤维素形成复合物。

纸色谱法以这种与纤维素形成复合物的水为固定相，水溶液做流动相。被测样品组分在固定相和流动相之间进行分配时，由于各组分分配系数的不同而得到分离。

常用滤纸做层析用纸，将滤纸剪成长条，在纸的一端的4cm处点上样品，风干后悬于一盛有流动相的密闭层析缸中，让点样的一端浸入溶剂（浸入溶剂深度约为1cm），溶剂沿纸慢慢爬行，试样中的组分也就随溶剂流动并不断在两相之间进行分配。当溶剂运行到一定距离时，从层析缸中取出层析纸条，立即划出溶剂到达的前沿线，随后风干。

如果被分离组分是有色物质，它们被分离后在纸的不同位置就呈现出有色的斑点；如果是无色物质，可用相关显色方法得到有色的斑点。

试样经展开分离后，可用比移值（R_f）表示各组分的位置。但由于影响比移值的因素较多，因而一般采用在相同实验条件下与对照物质对比以确定其组分的异同。

$$R_f = \frac{x}{y} = \frac{原点中心到斑点中心的距离}{原点中心到溶剂点中心距离} \tag{4-1}$$

式中，x 为斑点中心到原点的距离；y 为溶剂前沿到原点的距离。在确定的色谱条件下，R_f 值应为一常数，其值在 0 ~ 1 之间。利用 R_f 值的特征性可对各组分进行定性鉴定。实际分离中，各种物质的 R_f 值应控制在 0.05 ~ 0.85 之间，两物质的 R_f 值差值应大于 0.05 才能分离。

二、色谱滤纸的选择与处理

（一）色谱滤纸的选择

严格地讲，纸色谱中所用的纸仅仅是用来支持固定相的，然而纸的性质对分离的质量有很大影响，高质量的纸可以得到更好的分离结果，制备色谱用纸的原料必须是高纯度的纤维素（98% ~ 99% α-纤维素，0.3% ~ 1.0% β-纤维素，0.4% ~ 0.8% 戊聚糖）。

色谱用滤纸必须纸质均匀，厚度适当，纤维素的密度适中，要具有一定的机械强度，还要有一定的纯度，所含 Ca^{2+}、Mg^{2+}、Cu^{2+}、Fe^{2+} 等金属离子不可太多，灰分要求低于 0.01%。

另外，要保持纸面洁净，避免尘埃或吸附异味，不得用手触摸以免纸面被皮肤排出的盐类、脂肪、氨基酸或其他物质污染而干扰分离；不得有明显折痕，以免减弱毛细作用，影响分离。

色谱用滤纸的纤维方向性也会影响分离效果，因此要保持每次展开时滤纸纤维方向一致。滤纸本身的 pH 值及含水量对分离效果也有很大影响。

用作色谱的滤纸有一定的参数，如重量、厚度、移动距离等。移动距离通常是以给出 30min 移动的毫米数表示；也可将 15mm 宽的纸条浸入 20℃蒸馏水中 10min 后上升的高度来衡量。

中速滤纸最常用，这是因其具有中等分辨率。快速滤纸由于结构疏松，纸内微孔多，纤维素相对较少，因此每单位体积与纸结合的水相对较少，但可保持较多的展开剂，因此物质在纸上移动快，分辨率低，常用于简单化合物的分离。慢速滤纸分辨率虽高，但展速过慢，较少用。

（二）色谱滤纸的处理

滤纸纤维有较强的吸湿性，通常含 20% ~ 25% 的水分，其中有 6% ~ 7% 的水是以氢键缔合的形式与纤维素上的羟基结合在一起的，在一般条件下较难脱去。所以，纸色谱法实际上是以吸着在纤维素上的水作固定相，而纸纤维则是起到一个惰性载体的作用。有时为了适应某些特殊要求，可对滤纸进行特殊处理。如分离具有酸碱性的物质时，为了维持纸相对稳定的酸碱性，可将滤纸在一定 pH 缓冲溶液中浸渍处理后使用。如分离弱极性物质时，为了增加其在固定相中的溶解度，获得理想的比移值，并使其组分分离，可将滤纸在一定浓度的甲酰胺、二甲基甲酰胺、丙二醇溶液中浸渍，以降低固定相的极性。

三、纸色谱法基本操作

根据分离的目标组分数量，取适当的色谱滤纸按纤维长丝方向切成适当大小的纸条，将待分离的试液用微量吸管或微量注射器点在滤纸的原点位置（距离滤纸条下端有数厘米，可用铅笔画一点样基线），样点直径一般不超过0.5 cm，样点通常应为圆形。将滤纸条原点一端放入流动相中（注意原点应高于展开剂液面），由于毛细管作用，展开剂自下而上展开，使待分离组分在两相间进行反复的分配，此时，分配比大的上升快，分配比小的上升慢，从而将各个组分逐个分开。分配完成后，取出滤纸条，若此时斑点不明显，可喷上显色剂显示斑点，必要时用电吹风吹干显色。

所用滤纸应质地均匀平整，具有一定的机械强度，不含影响色谱效果的杂质，也不应与所用显色剂起作用，以免影响分离和鉴别效果，必要时可做特殊处理后再用。具体要求为：①纯度高，无杂质（无金属离子），无斑点；②孔率、厚度、纤维素等分布均匀，质量稳定；③质地均匀平整，有一定的机械强度等。国际市场的Whatman滤纸和国产的新华层析滤纸都符合要求。

四、纸色谱法应用

纸色谱法已用于无机物、氨基酸、生物碱以及其他多种类型样品的分离分析，应用举例如下。

（一）金属离子的分离

层析纸：以长25cm、宽3cm的滤纸为层析纸，把含有汞离子、镉离子和铜离子的样品点于离纸端4cm处。

展开剂：以2mol/L的盐酸饱和了的丁醇为展开剂。

展开：把点了样品的滤纸垂直悬挂在层析缸中，使纸下端浸到展开剂中约1cm深处，由于滤纸的毛细管现象，溶剂沿着滤纸向上爬行，开始渗透比较快，而后越来越缓慢，约经过3.5h，当溶剂前沿到达预定标记20cm处即可。

风干：把纸条从缸中取出，挂在通风橱内使之风干，直至完全干燥。

显色：用喷雾器把蒸馏水吹到层析滤纸上使滤纸稍稍润湿，然后放到硫化氢气体发生器的出口处熏一下，在滤纸上立即呈现各种离子不同颜色的斑点。

比移值：汞离子的比移值最大，镉离子次之，铜离子最小，三者完全分离。

（二）氨基酸的分离

层析纸：以长25cm、宽3cm的滤纸为层析纸，取颂氨酸、甘氨酸、白氨酸分别配成

5%的水溶液，再以等体积混合即作为样品溶液。

展开剂：取正丁醇：冰醋酸：水以4：1：2的体积比在分液漏斗中充分混匀，静置分层，取其上层溶液做展开溶剂使用。

展开：把点了样品的滤纸条垂直悬挂在层析缸中，使纸下端浸到展开剂中约1cm深处，由于滤纸的毛细管现象，溶剂沿着滤纸向上爬行，当溶剂渗透前沿到达预定标记20cm处即可。

风干：即把纸条从缸中取出，挂在通风橱内使之风干，直至完全干燥。

显色：把茚三酮溶于水饱和的正丁醇中，配成0.2%溶液作显色剂使用。用喷雾器把显色剂溶液喷到层析滤纸上使滤纸稍稍润湿，然后在80～100℃恒温箱内加热数分钟，在滤纸上即出现紫红色三个斑点。

比移值：白氨酸的比移值最大，颂氨酸次之，甘氨酸最小，三者完全分离。

（三）生物碱的分离

层析纸：以长25cm、宽3cm的滤纸为层析纸，经0.5mol/L的氯化钾溶液浸渍后使用。

展开剂：正丁醇-浓盐酸（体积比为50：1），再用水饱和，以此混合溶液为展开剂。

展开：上行法展开，把点了样品的滤纸条垂直悬挂在层析缸中，使纸下端浸到展开剂中约1cm深处，溶剂沿着滤纸向上爬行，随着渗透距离增加速度越来越缓慢，当溶剂渗透前沿到达预定标记20cm处即可。

风干：即把纸条从缸中取出，挂在通风橱内使之风干，直至完全干燥。

显色：在紫外灯下观察荧光。也可使用Dragendorff试剂显色[将0.8g硝酸铋溶于40mL水和10mL冰醋酸（A）；将8g碘化钾溶于20mL水（B）；使用前取A液5mL、B液5mL、醋酸20mL和水100mL，混合均匀后喷到滤纸上]，产生橙到红的斑点。

比移值：罂粟碱的比移值为0.94，海洛因的比移值为0.84，可待因为0.61，吗啡为0.49，槟榔碱为0.41，吡啶为0.17，乙酰胆碱为0.08；各组分的分离比较完全。

第三节　薄层色谱法

薄层色谱法是分离有机和无机样品最重要技术之一，不仅在药物分析领域应用广泛，在其他领域如化工分析、生物分析等领域也十分重要。此分析方法成本较低，分析材料易制备（流动相更多）。不需要大的分析仪器，就可以方便快速地进行药物分析，尤其在药品的质量控制方面，对分析药物中间体有选择性高、灵活度高等优点。一般用于分析噻唑烷二酮类抗糖尿病药物、非甾体抗炎药物等。[1]

一、薄层色谱分离原理

吸附薄层色谱用的吸附剂多为极性物质,它对不同极性的样品组分有不同的吸附作用力,对极性大的组分吸附作用力大,对极性小的组分吸附作用力小。

将薄层色谱的吸附剂涂于薄层板上、风干、活化,样品点于板的一端离边沿约4cm处,在密闭层析缸中展开。

当展开剂(流动相)带动样品组分不断地流过吸附剂时,组分在运行中就会反复多次地被吸附、解吸、再吸附、再解吸,由于不同组分有不同的作用力,致使其运行速度不同,一段时间后各组分获得互相分离,在薄层板上形成彼此分离的斑点。

测定了斑点至原点的距离以及斑点至溶剂前沿的距离之后,即可计算出比移值(R值),此值含义与纸色谱中的比移值相同。

在一定条件下各组分的比移值是一个特征值,可利用比移值进行定性分析。

二、薄层色谱分析过程

薄层色谱法(TLC)的流动相均为液体,固定相为固体吸附剂时,为吸附薄层色谱法;固定相为液体时,为分配薄层色谱法,前者常用。本节重点讨论吸附薄层色谱法,不加特别说明均指吸附薄层色谱法。

薄层色谱分析主要包括薄层板制备、点样、展开、显色、定性分析、定量分析等过程。

(一)薄层板制备

常规薄层色谱使用的薄层板固定相主要有硅胶、氧化铝、硅藻土、纤维素、聚酰胺、离子交换纤维素、葡聚糖凝胶等,常用的为硅胶。薄层板一般采用厚度为2～3mm,厚度均匀,边角垂直平滑的玻璃作为载板,在其上涂铺吸附剂。常用的薄层板涂铺方式有倾注法、喷洒法、浸渍法和涂布法等。常用的薄层板有手工制薄层板、预制板、烧结薄层板等。

(二)点样

点样是将一定浓度的样品溶液点到薄层板上的过程,是造成定量误差的主要因素。在薄层色谱分析过程中,样品溶液的制备非常关键,如果是固体或者液体的纯品,只需将其直接溶解到一定量的溶剂中并稀释到一定浓度即可,对于生物样品或者杂质较多的样

---

[1] 李学章. 现代分析技术在药物分析中的研究与应用 [J]. 化工时刊,2020,34(07):27-29.

品，需要选择合适的预处理技术进行提取后，才能进行分析。样品制备时应选择合适的溶剂，最常用的为甲醇、乙醇等。另外，点样方式、点样量、点样设备的选择也会影响分析结果。

常用的点样方式有：点状点样、带状点样、自动点样、接触点样、其他样品不经过提取直接点样的热微量抽出法和流体提取法等特殊点样技术等。点样体积一般为 100 ~ 500nL，样品浓度一般在 0.01% ~ 1.00% 范围内，如果点样过多会造成原点"超载"，展开剂产生"绕行"现象引起斑点拖尾或重叠，影响分离与定量分析结果，点样原点直径一般为 3mm，尽可能避免多次点样，点样原点直径过大会降低分辨率与分离度，点样原点一般距离底边 1cm，展开距离为 5 ~ 7cm，点与点之间的距离最小为 0.5cm。

（三）展开

为了使样品中的各组分得到分离，点样后的薄层板需要在一定的展开剂中展开，该过程一般在密闭并加有一定量展开剂的展开室或展开缸中进行。

薄层色谱分析方法中的展开剂也称为溶剂系统、流动性或洗脱剂。点样后的薄层色谱板在适当的展开剂中得到分离，理想的分离是得到清晰、集中、分离度好的斑点，要想达到这样的效果，展开剂的选择至关重要。

展开剂是由单一溶剂或混合溶剂组成的，实验时可以先选用单一的低极性溶剂，然后按照溶剂洗脱顺序依次更换极性较大的溶剂进行试验，用单一溶剂不能分离时，可以用两种以上的多元展开剂，并改变其组成与比例，最终达到分离的目的。多元展开剂中比例较大的溶剂极性一般相对较小，主要起到溶解样品和进行基本分离的作用，称为底剂；比例较小的极性较大的溶剂，对样品组分分离有较强作用，但是不能提高分辨率，称为极性调节剂；展开剂中可加入的少量的酸、碱，可以抑制某些酸、碱性物质或者其他盐类的解离产生斑点拖尾，称为拖尾抑制剂；展开剂中加入的丙酮等中等极性溶剂，可以促使不相混合的溶剂混合，降低展开剂黏度，加快展开速度。

薄层色谱分析常用的展开方式有三种：线性、环形和向心。线性展开为最常用的展开方式，又包括上行展开、下行展开、双向展开、近水平展开、水平展开等形式；环形展开是采用专用设备使展开剂自圆心向四周展开，该方式展距短、展速快、展开剂用量少，分离效率高。向心式展开将样品点在薄层板的周围，展开剂自四周向圆心展开，具有展速快、检测灵敏、定量准确等特点。另外，为了分离比移值相近的组分，也可以使用一种或多种溶剂一次展开至前沿后，再用同样溶剂或换用另外一种溶剂进行二次或多次展开。

常用的多次展开方式有：单向多次展开、增量多次展开、阶式展开、程序多次展开等。另外，薄层色谱分析是开放型的色谱分析，操作是不连续的，因此操作过程中除了要求操作者按规范操作外，影响因素还包括相对湿度、溶剂蒸气、温度、展开方式、距离、展开室的放置等。

（四）显色

样品在薄层板上展开后得到分离，但是其斑点色谱图并未显现，为了更好地观察斑点分离情况，可以采用两种不同方法进行显色。如果在日光灯下能够观察到的斑点，可以直接观察；有荧光或者紫外吸收的物质可以在紫外灯（254nm或365nm）下观察其斑点，记录颜色、位置、强弱；如果薄层板上的固定相为掺有少量荧光物质的硅胶，则在254nm紫外灯照射下，整个薄层板呈现黄绿色，样品组分由于吸收了部分紫外线，呈现不同颜色的暗斑；对于既没有颜色，又没有紫外吸收的组分，可以采用显色剂进行显色。常用的显色剂包括碘蒸气、10%硫酸乙醇溶液、高锰酸钾-硫酸溶液等通用试剂和0.3%溴甲酚绿～80%甲醇溶液、5%磷钼酸乙醇溶液、2,4-二硝基苯肼2%乙醇溶液等专属性显色剂。

（五）定性分析

薄层色谱分析得到的色谱图基本上是一条在展开方向轴上的响应信号分布曲线，该信号的大小跟所有有影响的物质总量有关，但不一定是对各组分，也不一定与物质分子结构或分子内的某些基团有关。薄层色谱提供的定性信息为保留值，用比移值（R_f）表示。R_f值为薄层色谱基本定性参数，定义为溶质移动距离与流动相移动距离的比值，当R_f值为0时，表示组分留在原点未被展开，当R_f值为1时，表示组分随展开剂移至前沿，即组分不被固定相吸附，一般情况下，R_f值只能在0～1之间，均为小数。样品组分的R_f值与本身的性质、吸附剂性质和活度、展开剂性质、固定相厚度、展开剂中蒸汽饱和程度、样品点样量和展开距离等因素有关。由于分离能力有限，利用比移值进行定性只是相对的，薄层色谱定性一般采用保留值与化学反应相结合或者将选择性检测手段与联用技术结合进行。

利用比移值进行定性分析时，为了增加其可靠性，往往通过变换固定相或展开剂来改变选择性，如果在不同体系中，通过比较比移值，仍然能得到肯定的结果，那么定性分析结果的可靠性将大大提高。

对于那些在自然光下或者在紫外灯下可以观察到不同颜色的斑点，可以采用光学检测法进行定性分析，该方法不仅使用方便，而且斑点不被破坏，是首选方法。一些物质蒸汽（如碘、浓氨水、二乙胺等）与化合物作用生成不同颜色或产生荧光，因此也可以采用蒸汽检测法进行定性分析；也可以根据样品组分物理化学性质，选择适当的显色剂使之生成颜色或荧光稳定、轮廓清楚、灵敏度高、专属性强的斑点，根据生成物的颜色或荧光进行定性分析，该方法称为试剂显色法。试剂显色法具有灵敏度高、专属性强等特点，是广泛应用的定性方法。常用的显色试剂包括硫酸、碘、高锰酸钾等通用显色剂和根据化合物分类或特殊官能团设计的专属性显色剂两类，如专门鉴定烃类的硝酸银/过氧化氢、甲醛/硫酸，醇类的3,5-二硝基苯酰氯，醛酮类的品红/亚硫酸、2,4-二硝基苯肼等。

如果样品组分经薄层色谱分离后在紫外光或可见光下不能显现斑点，可以根据样品组分物理化学性质，与特定试剂或以其他方式进行化学反应后再进行展开，根据生成物的颜色或荧光进行定性分析，该方法称为原位化学反应鉴定法，常用于化合物的鉴别，该方法主要包括两种方式：一是利用反应后生成预期特征颜色的化合物鉴定已知化合物；二是利用生成物的特征谱图鉴定分离后组分复杂、无已知组分的混合物。可以用于薄层色谱分析的化学反应主要有：乙酰化、浓硫酸脱水、偶氮化、酯化、卤化、酸碱水解、异构化、硝化、氧化还原、热解、光化学反应等。

由于现代薄层色谱扫描仪都具有直接测定薄层板紫外或者可见吸收光谱图的功能，因此可以建立不同化合物在一定条件下的板上光谱图库，根据测定待测组分在标准条件下的板上光谱图，利用自动化设备进行检索与定性分析。

另外，薄层色谱分析方法是一种离线分离技术，可以很方便地与其他特征定性技术联用进行定性分析，如与液相色谱、气相色谱、电化学、质谱、傅里叶红外光谱、荧光光谱、红外光谱、核磁共振波谱等联用。

（六）定量分析

在薄层色谱进行定量分析时，可以根据斑点大小与颜色深浅，通过与标准样品组分斑点进行比较近似估计样品中待测组分含量，该定量分析方法称为半定量方法，常采用的方法有两种：直接定量法、间接定量法。直接定量法是在薄层板展开后直接在板上进行定量测定，如目视比色法和薄层扫描法；间接定量法，又称洗脱测定法，是将被测组分从薄层板上洗脱下来，转移至适当的容器中，用溶剂洗脱萃取后再选择合适的方法进行测定。

目视比色法是配制一系列浓度由低到高的标注品溶液，与同体积的样品溶液一起分别点在同一薄层板上，经过展开、显色后，目视比较斑点颜色的深浅与面积大小，估算出待测样品含量。

薄层扫描法是利用薄层扫描仪或薄层密度计对薄层板上分离出的组分进行直接定量的方法，具有简便、快速、结果准确、灵敏等特点。

在洗脱法进行定量分析时，需要对板上的待测组分进行定位，可以采用直接定位法与对照定位法进行，然后用小刀等工具将定位后的斑点或者色带刮下，用洗脱液进行洗脱，采用紫外分光光度法、比色法、荧光分光光度法、红外分光光度法等进行测定。常用的洗脱液为乙醚、乙醇、甲醇、氯仿、丙酮等对被洗脱组分溶解度较大的挥发性溶剂。

薄层扫描法适用于多组分和微量组分的定量测定。应用较多的薄层扫描仪光束系统可以分为单光束、双光束和双波长3种；测量方式可以分为吸收测量、荧光测量、反射测量、透射测量4种；扫描方式可以分为直线型扫描、锯齿型扫描两种；定量分析方法可分为外标法、内标法两种。

三、薄层色谱法的应用

薄层色谱法的应用十分广泛，这里我们简要列举几例。

（一）化工原料及化学反应进程的控制

用薄层色谱法分析有机化工原料，操作简便易行。如含各种官能团的有机物、石油产品、塑料单体、橡胶裂解产物、油漆原料、合成洗涤剂原料等均可采用薄层层析监测原料质量。在化学反应过程中，反应终点可以通过定期检验反应产物中原料和目标产物的量来判断。如果到达了反应终点，目标产物的浓度达到最大值。原料浓度降到最小。如果超过反应终点，不但浪费时间及人力物力，也会增加副反应，降低目标产物纯度及收率。例如，在合成三辛酸甘油酯过程中，需要定时采样，分析产物中辛酸、甘油以及单酯、双酯和三酯的浓度变化情况，当三酯的浓度不再增加或辛酸、甘油和单酯、双酯浓度不再降低时，证明反应终点已经到达。

（二）中草药和中成药的成分分析

中草药和中成药成分极为复杂，要在大量杂质（无关成分）存在下，检出微量的一种或多种有效成分，其难度之大是可以想象的，过去只能测定某种药材中生物碱、黄酮、皂苷等的总含量，自从薄层色谱法被采用以来，几乎成了分析中草药和中成药成分的首选方法。因为薄层色谱法在仅有简单设备的条件下也可以开展工作，比较适合我国国情。在中药材的真伪鉴别这方面，薄层层析分离技术起到了积极的作用。长期以来，中成药的质量，多依靠形、色、气、味等外观性状或显微鉴别，虽在一定程度上能反映其外在质量，但为了保证中成药的质量及对外出口需要，这是远远不够的，实践证明薄层色谱技术在中成药的质量分析中是行之有效的方法。接下来，我们将薄层色谱技术在中草药和中成药的成分分析中的一些具体应用简要讨论如下：

1.中药材品种鉴别

中药材品种主要靠斑点比移值、斑点颜色及薄层指纹图谱来鉴别。在这方面，我国许多科研工作者做了大量的研究工作，如欧当归与当归的鉴别、熊胆汁是否掺有其他动物胆汁的鉴别、黄连真伪的鉴别、不同产地黄芩的鉴别、土鳖中7种氨基酸的分离分析、7种马钱子碱的鉴别、厚朴及野厚朴树皮的鉴别等。

2.中药的薄层指纹图谱鉴别

产地、栽培条件、生长周期、采收季节、加工方法等因素均会影响中药材质量，中成药的药效也会受原料质量、工艺方法等因素的影响。无论是中药材，还是中成药，其组成均相当复杂。要解决这一难题，只靠显微鉴别、理化鉴别、含量测定等多种方法尚不足以解决。目前，国际上较为通用的办法是采用指纹图谱的方法。指纹图谱可以通过对体系化学成分的物理指标的表征，将物质体系的内涵表达出来，从而达到对体系的整体性描述。这也正好符合中医药整体综合的特点，必将成为中药现代化的一个突破口。目前，我国药典中收录了101个中药品种的共200多幅彩色薄层谱图，供分析工作者参考。薄层分离指纹图谱的建立，为鉴别药材的真伪、产地、生长年代提供了技术手段，也为药材种植的条件选择提供了便利。

3.中成药成分分析

中草药分析方法一般包括3个步骤，即提取、分离和测定，中草药的提取要求能将所测成分定量提出，而同时提取液中应尽量少含杂质，以免干扰测定。这可通过选择适当的提取溶剂和提取方法来达到。常用的提取溶剂有氯仿、乙醚、乙酸乙酯、甲醇或乙醇等，可用单一的溶剂也可用两种或两种以上成分的混合溶剂，为了改善提取的效果，有时在提取溶剂中加入少量酸或碱。提取的方法最常用的是浸渍法和热回流法，浸渍可以一次浸渍提取，也可以反复多次提取。若单纯浸渍不易提净，可用加热回流提取的方法，但对热不稳定的成分必须慎用，以防止有效成分在提取过程中被破坏。提取液经过浓缩，调整至一定体积后供作薄层点样，若原有提取溶剂不适于点样，可蒸干后将残渣改溶于其他溶剂后，再行点样。提取液中若含有一些能干扰分离测定的杂质，应在薄层分离前净化除去，如将提取液先通过一根小色谱柱，使杂质滞留柱上，将所测成分冲下，洗脱液点样进行薄层分离；或用沉淀剂沉淀除去杂质等。可根据所测成分及杂质的性质设计适当的净化方法除去杂质。分离所用的薄层以硅胶薄层用得最为普遍，其他如氧化铝、聚酰胺、纤维素等薄层的使用也均有报道。有时为了达到分离某些化合物的特殊要求，硅胶中还加入某些试剂，制成特殊性能的薄层，如分离三尖杉酯碱类生物碱时，用1mol/L氢氧化钠水溶液代替水调制硅胶，制成碱性硅胶薄层，在这种薄层上，生物碱的解离被抑制，展开所得斑点圆整，分离良好。又如测定满山红叶中杜鹃素时，因杜鹃素在薄层上很容易被空气中的氧氧化，故在薄层中加入10%亚硫酸氢钠，然后加水调制成薄层，以防止杜鹃素在薄层上展开时分解变质。对极性较强的苷类，若用吸附薄层分离效果不理想时，也可用分配薄层分离，如洋地黄强心苷在硅藻土薄层上以甲酰胺作为固定相，用甲酰胺饱和的溶剂作为流动相展开，一些用吸附薄层难以分离的一级苷能获得良好的分离。

近来键合相薄层的产生和发展，开辟了一种新的薄层类型，并已应用于植物成分分析，如在烷基键合相薄层上分离黄酮类化合物、洋地黄强心苷类化合物等。展开后的薄层定量现多用扫描法，对既无紫外吸收又无颜色的斑点，须先用适当的方法显色，再扫描测定，但显色操作本身会带入一定的误差。

（三）环境污染物分析

具稠环结构的某些多环芳烃是致癌物质，空气中存在量不得多于10ng/m³，而世界卫生组织拟定的饮用水中6种有代表性的多环芳烃可接受的最高浓度为0.02ng/L，因此其分离和测定方法必须具有高灵敏度。用氧化铝、纤维素-氧化铝或纤维素-硅胶作固定相，并用双向展开是分离多环芳烃的较好方法，展开后斑点可用荧光法检测。如在氧化铝薄层上，用乙酸钾饱和溶液的正己烷-乙醚（19：1）作为第一方向展开，然后再用甲酸-乙醚-水（4：4：1）作为第二方向展开，成功地分离了蒽、菲、芘、苯并[c]蒽、苯并[a]芘、苯并[e]芘、二苯并蒽、二苯并芘等。

水中酚类物质的分离可以通过与某些试剂发生反应生成易溶于有机溶剂的有色物，然后进行薄层分离，根据斑点的颜色深浅判断是否超过标准。水中汞含量的测定原理是在一定酸度下，无机汞与双硫腙反应后，与有机汞一起进入有机相氯仿中，将有机相进行薄层层析分离。可将无机汞、苯基汞和甲基汞、乙基汞分离，但甲基汞和乙基汞彼此难以分离。

（四）柱色谱法分离条件的探索

柱色谱法的实验条件选择可以借助于薄层分离，例如选用何种流动相，组分按什么顺序被洗脱出来，每一份洗脱液中是含单一组分或仍然存在尚未分离开的几个组分等，都可以在薄层上进行探索和检验。薄层上所有的展开剂虽不完全照搬柱色谱法，但仍有参考价值。

（五）无机阳离子的分离

将各阳离子转变为3-甲基-1-苯基-4-硫代苯甲酰吡唑-5-酮（SBMPP）螯合物。吸附剂为硅胶G，流动相为二氯甲烷：苯（1：1）。上行法展开15cm，分离良好。各螯合物本身为深色，不需要显色。

（六）有机染料的分离

称6g硅胶G于研钵中，加入14g水立即研匀，再加1滴10%聚乙烯醇水溶液，迅速混匀后均匀地涂于长18cm、宽10cm的干净玻璃板上，自然晾干后于120℃的烘箱中活化1.5h，取出，放入干燥器中冷却备用。

取甲基紫、酸性湖蓝等配制成浓度为0.1～0.01μg/mL的标样溶液和样品溶液，各取1μL点于板上（离边3cm），用乙醇-丙酮（4/1）混合溶剂展开，展开距离10cm，酸性湖蓝的比移值约为0.8，甲基紫的比移值约为0.2；分离良好，各斑点颜色鲜明，直接可见。

第四节 气相色谱法

气相色谱法（GC）是英国生物化学家Martin等人在研究液-液分配色谱的基础上，于1952年创立的一种以气体为流动相的色谱分离技术。它是由惰性气体（即载气）将气化后的试样带入加热的色谱柱，并携带试样通过固定相，达到分离的目的。气相色谱法具有选择性好、灵敏度高、分析速度快、应用范围广等方面的优点；当然，气相色谱法也有一定的缺陷，如在没有纯样品时对未知物的准确定性和定量较困难，对沸点高、易分解、腐蚀性和反应性较强的物质分析较为困难。

一、气相色谱分离原理及分类

在众多色谱分析方法中，气相色谱法的应用最为普遍。它的分离原理是，混合物中各组分在两相间进行分配，其中一相是不动的固定相，另一相是携带混合物流过此固定相的流动相气体（也叫载气）。当流动相中所含化合物经过固定相时，就会与固定相发生作用。由于各组分在性质和结构上的差别，与固定相发生作用的大小、强弱有差异，因此，在同一推动力作用下，不同组分在固定相中的滞留时间有长有短，从而，按先后不同的顺序从固定相中流出。

根据所用固定相的不同，气相色谱法又可分为气-固色谱和气-液色谱。前者是用多孔性固体吸附剂为固定相，主要分离永久性气体和沸点低的化合物，其分离主要是基于吸附机理；后者则是用于蒸汽压低，热稳定性好，在操作温度下呈液态的有机或无机物质，涂在惰性载体上（填充柱）或涂在毛细管内壁（开管柱）作为固定相，分离主要基于分配机理。在实际气相色谱分析中，90%以上的为气-液色谱。

气相色谱分离是在色谱柱内完成的。色谱柱主要有两种：一种是内装固定相的填充柱，另一种是内壁涂固定液的毛细管柱。因此，气相色谱法按色谱柱的类型不同，可分为填充柱气相色谱法和毛细管柱气相色谱法。毛细管柱气相色谱法又可分为开管型毛细管柱气相色谱法和填充型毛细管柱气相色谱法。由于毛细管柱阻力小，可做得很长（20～100m），因而柱的分离能力强，分析速度快，毛细管柱气相色谱法在对复杂物质的分离与分析上显示了一系列的优越性，近年来发展很快，其应用日益广泛，目前已成为色谱学科中的一个重要分支。

二、气相色谱法的特点

气相色谱分析方法在现代检测中应用已经非常广泛，并且也开始应用到社会的各个行业。与传统的方法相比，气相色谱分析方法具有一定的优势。

（1）分析速度快。传统的食品检测方法检测速度相对比较慢，很多检测需要耗时1～2h完成。而气相色谱检测方法的检测速度能够达到5～20min，极大程度上提高了检测效果，对于现代农产品监测实施有非常关键的作用。

（2）分离效能高。在较短时间内能够同时分离和测定极为复杂的混合物。例如，用空心毛细管柱能一次分析样品中的150个组分。

（3）灵敏度高。在农产品安全检测工作实施过程中，检测灵敏度代表检测精度、检测的反应能力。传统管道检测方法在检测中检测误差相对比较多，容易造成严重的影响。在气相色谱分析法检测应用中能够对微量和痕量的物质进行分析，从而实现气相色谱的良好检测实施，确保该检测方法应用更加合理。

在当前气相色谱检测方法的应用中，已经开始应用气相色谱检测仪器流程，在实际的检测应用过程中主要包括高压钢瓶、减压阀、针型阀、流量计、压力表、色谱柱以及检测器等多项工作内容，通过气相色谱检测方法的良好应用，确保气相色谱检测应用更加合理，也能够最大限度地提升气相色谱检测方法的应用效果。

三、气相色谱法的应用

气相色谱法的应用十分广泛，早期研究中填充柱色谱法应用较多，目前只有一些组分较简单的样品仍用填充柱色谱法分析，而毛细管气相色谱法或它与质谱联用技术（GC-MS）已成为复杂样品最主要的分析方法。

（一）气相色谱法在生物科学中的应用

气相色谱法不仅可以对生物体中的氨基酸、脂肪酸、维生素和糖等组分进行分离分析，还可以分析生物体组织液、尿液中的毒物（农药、低级醇、丙酮等），痕量的动物、植物激素等。

这里，我们就生物试样中核糖核酸（RNA）的分析展开简要讨论。

RNA用气相色谱法分析时，由于RNA相对分子质量大而无挥发性，必须先用衍生试剂（TMS）将其变成低沸点的三甲基硅烷衍生物，以满足气相色谱法的要求，此法的特点是分析时间短，检出限可达10^{-9}g/s，误差小于±5%。

RNA分子中存在四种核糖核苷，即胞嘧啶核苷（胞苷）、尿嘧啶核苷（尿苷）、腺嘌呤核苷（腺苷）、鸟嘌呤核苷（鸟苷）。分析过程中，色谱条件为：色谱柱选用2m×4mm玻璃柱，内填充3% OV-101或3% OV-17的Chromosorb W HP 100～120目（AW-DMCS）；柱温分别为160℃（嘧啶碱基）、190℃（嘌呤碱基）、260℃（核苷）；汽化温度分别为280℃（核苷）、250℃（嘧啶、嘌呤）；载气为60mL/min（Ar）；检测器选用FID。可得核糖核苷的TMS衍生物色谱图。

（二）气相色谱法在食品分析中的应用

食品分析可分为三个方面：一是添加剂，如对乳化剂、营养补剂、防腐剂等的分析；二是食品组成，如对水溶性类、糖类、类脂类等样品的分析；三是污染物，如对生产和包装中污染物、农药的分析。

以添加剂为例。所谓食品添加剂，指的就是使用后可以提高食物的色、香、味以及质量的物质，通常的目的就是为了防腐，保持颜色的新鲜。食品添加剂种类繁多，最常见的就数防腐剂、甜味剂、抗氧化剂、膨松剂、着色剂等数十种，一般都属于化学合成的添加剂，多有毒性。因此对食品当中的食品添加剂的检测尤为重要，目的就是为了严格控制添加的剂量，一定要符合国家标准。[①]

食品的安全问题不仅会出现在生产阶段，其成品在流入市场的过程中，会经过相应的加工来保障其质量和品质，因此在该阶段内，是否使用添加剂、添加剂的含量和成分又成为影响食品安全的重要因素。利用气相色谱分析法检测食品中的添加剂的时候，主要针对其中的苯甲酸、山梨甲酸等进行检测。检测方式主要是将传统使用的填充柱更换为毛细管柱，能够提升色谱分析的参数精准程度，针对甜蜜素的检测具有更高的效率，同时能够通过快速的检测过程，缩短样本与空气接触的时间，从而保证检测样本的品质，提升检测精准程度，也能够节省时间。

（三）气相色谱法在油浸式变压器预知诊断中的应用

油浸变压器主要由铁心、绕组、套管、油箱组成。变压器的主要作用是通过电磁感应原理实现一二次侧电压变换满足现场需要，实现能源的有效传递。铁心由一定厚度的硅钢片叠装而成，由心柱和铁轭组成完整的导磁通路。铁心分为铁心柱和横片两部分，铁心柱套有绕组，横片用来闭合磁路。绕组是变压器的电路部分，它用双丝包绝缘扁线或者是漆包圆线绕成。变压器内部的高低压引线是经过绝缘套管引到油箱外部的，它起着固定引线和对地绝缘的作用。油箱是油浸式变压器的外壳，器身浸没于油箱内，箱内灌满变压器油。

由于油浸式电力变压器的器身装在充满油的油箱之中，从外界不能直观地观察变压器内部的状态，而等到内部故障发展成外部能观察到明显异常的时候，故障已经非常严重了，可能造成重大的设备事故甚至人身伤害事故。这给变压器的维护带来了很大的困难，而这时就需要借助检测手段来协助判断。

定期从变压器中取油化验，分析油的组分，使用气相色谱法，依据氢、烃类、一氧化

---

① 李亮，陈思敏. 气相色谱技术的发展与应用的探讨 [J]. 科技经济市场. 2018（04）：5-6.

碳、二氧化碳、乙炔的含量变化，来判断变压器运行情况，即：

1.当氢、烃类含量增加，但一氧化碳、二氧化碳变化不大时，为裸露金属过热性故障；

2.当一氧化碳、二氧化碳含量急剧增加时，为固体绝缘物过热性故障；

3.当氢、烃类气体增加时，乙炔含量很高，为匝间短路或铁心多点接地等放电性故障。

（四）气相色谱法在测定农药残留量方面的应用

采用气相色谱分析方法能够实现农产品质量安全的良好检测。例如，相关专家已经提出利用气相色谱检测方法对蔬菜中的农药残留进行检测。[①]

农药残留是指农药在使用后没有完全分解，在农作物、土壤、水体等中仍然残留一定量农药原体、降解物、有毒代谢物质等的总称。农药残留对人类身体健康与生命安全存在严重威胁，如诱发糖尿病、心血管疾病、不孕不育症、肝硬化、恶性肿瘤、基因突变等。随着农药大范围、大规模使用，农药残留问题越发显著，加强农药残留检测势在必行。

气相色谱分析法是农药残留检测常用方法，具有灵敏度高、选择性高、检测速度快、检测成本低等诸多优势。在具体实施检测的过程中，可以专门针对有机磷的色谱检测来完成有机磷纯度和含量分析监测，从而实现有机磷农药检测的精度提升。另外，使用气相色谱有机磷农药检测方法的检测范围也比较大，具体相关统计表明，使用气相色谱检测方法进行农药检测可以完成54种有机磷农药的定量检测，从而提升了有机磷农药检测的范围。但研究发现，在农药残留检测实践中，受基质效应影响，检测结果可能出现偏差。这就需要采用科学、有效措施，减少或消除基质效应干扰，提高检测结果准确性、可靠性。

（五）气相色谱法在白酒检测中的应用

白酒酿造在我国具有悠久的历史。白酒主要由乙醇、水及部分微量元素组成，这些微量元素决定着白酒的风格及香型，所以在白酒酿造中，准确检测白酒中的微量元素成为人们关注的焦点。气相色谱分析法作为一种分离技术，具有选择性强、分离性能高及分析速度快的特点，灵敏性较强，运用在白酒检测中，可提高白酒检测的整体效果。

1.产品质量的检测

结合白酒检测的技术特点，白酒产品质量检验标准一共分为14项。其中10项都是由气相色谱法进行测定的。白酒检测人员一定要掌握甲醇及杂醇油的测定方法，通过使用毛细管主气相色谱法，可提高检测结果准确性及灵敏度，规范白酒的生产条件，满足行业的高效、稳步发展需求。

---

① 胡优，邹建淑.气相色谱分析法在农产品质量安全检测中的应用 [J].农家参谋，2022（03）：81-83.

2.成品质量的检测

白酒成品质量的检测技术相对复杂，在实际检测中，如果白酒只按照主醇、单一醛等方法进行检测，并不能全面检测出白酒产品的质量。在技术逐渐发展的背景下，通过毛细管柱气相色谱法的使用，可直接测量成品酒中的香味成分，可将测量对象延伸到与之相关的测量项目中，有效提高测量结果的精确度。如对白酒中的物质进行测量时，检测柱长在20～30m，将其运用在白酒分离的检测中，可提高白酒成品质量的检测效果，但无法将醋酸及缩醛等进行分离处理，所以，实际检测中应该注意这一问题，避免检测结果偏差问题的出现。

3.白酒香型的检测

白酒香型检测中，气相色谱分析技术主要体现在以下方面：①在白酒检测中，检测人员要建立高效的毛细管柱检测方式，提高白酒中微量元素的分析效果。如在白酒没有经过任何处理的情况下，检测人员须将白酒直接注入毛细管柱内，之后对白酒内的酸类、醇类等衍生物进行分析，通过样品分析处理，可获得精准的检测效果。②吹扫捕集技术可检测白酒中微量性挥发成分。结合白酒检测技术特点，将吹扫捕集技术运用在白酒的痕量挥发性白酒类确定中，可根据上述检测技术，对白酒的挥发量进行分析，提高白酒香型检测的有效性。③游离有机酸的直接测定。在毛细管柱技术使用的过程中，脂肪酸不能经过衍生直接进行气相色谱测定，在实际检测中，要通过中和、集中及浓缩干燥等技术手段，使用甲酸气相色谱技术进行分析，整个技术分析中，不需要添加溶剂且也无衍生操作，只需要分析游离脂肪酸，通过这种直接测定方法的运用，可提高白酒中游离有机酸的分析效果。

（六）气相色谱法在法庭科学中的应用

气相色谱分析技术由于具有分析速度快、分离效果好、检测灵敏等优点，在诸多科学领域的应用日益广泛，在法庭科学领域中的应用主要集中在挥发性有机物、毒品、毒物、微量物证检验等方面。

1.挥发性有机物检验

血液中乙醇含量的检测是法医鉴定和临床诊断的常规检测项目，气相色谱法是进行这类检测的常用方法。邹黎等人建立了快速测定血液中乙醇含量的顶空气相色谱分析方法。血液样品直接顶空进样，经中等极性毛细管气相色谱柱分离，火焰离子化检测器检测，叔丁醇作为内标物，通过与平行操作的乙醇标准品比较，以保留时间进行定性分析，用内标法以乙醇对内标物叔丁醇的峰面积比进行定量分析。结果发现，在0.1～400.0mg/100mL范围内线性良好，检出限为0.1mg/100mL；建立的方法结果稳定、操作方便、分析时间短、线性关系良好、灵敏度高，适用于全血中乙醇含量的测定。

气相色谱法在火灾原因调查中具有十分重要的意义。邵建章等人建立了火场燃烧残留物分析的裂解气相色谱法，分别取白松木、红松木、白杨木、桦木四种不同木材原样及浸渍汽油和柴油的木材燃烧残留物进行分析。结果发现，无论是不同种类的木材，还是含有不同助燃剂的同种木材，其燃烧残留物的裂解色谱图都存在明显的差异，通过对火灾现场燃烧残留物裂解色谱分析，可以确定载体木材的种类及木材中是否浸渍过助燃剂汽油或柴油，从而为纵火案件的侦破和法庭诉讼提供科学的依据和证据。如图4-2所示，是白松木原样、白松木与汽油、白松木与柴油燃烧残留物PGC图。

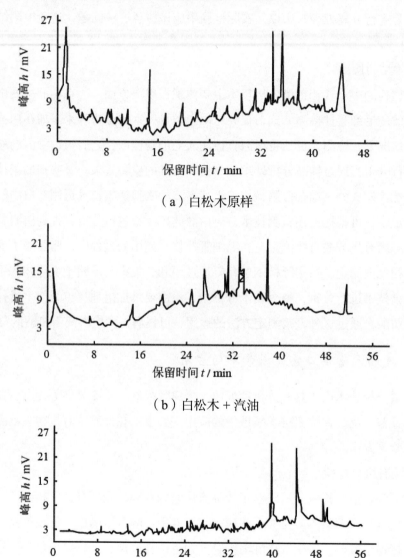

（a）白松木原样

（b）白松木＋汽油

（c）白松木＋柴油

图4-2　白松木原样、白松木＋汽油、白松木＋柴油燃烧残留物PGC图

2.毒品检验

甲基苯丙胺属于苯丙胺类药物，其盐酸盐俗称冰毒，是一种危害严重的毒品。为查缉吸毒者，建立对吸毒者血、尿中化学成分灵敏的分析方法非常有必要。赵冰等人在研究苯丙胺和甲基苯丙胺的三氟乙酰、五氟丙酰、七氟丁酰、二氯乙酰、一氯二氟乙酰、五氟苯甲酰和3,5-二硝基苯甲酰的衍生化反应条件基础上，建立了尿中甲基苯丙胺的二氯乙酰、五氟苯甲酰和3,5-二硝基苯甲酰衍生化—氮磷检测气相色谱分析方法。结果发现，五氟苯甲酰衍生化和3,5-二硝基苯甲酰衍生化方法比较灵敏，采用两种衍生化方法，尿中MA的检出限分别为$3.0\mu g/L$和$4.6\mu g/L$。

苯并二氮杂卓类药物是临床应用较为广泛的抗焦虑、抗癫痫及催眠药物，常见于滥用、麻醉犯罪等，因此，血、尿等体液中该类药物及其代谢物的检测在司法鉴定中具有重要的意义。姜兆林等人建立了尿、血浆中11种苯并二氮杂卓类药物和10种代谢物的气相色谱-氮磷检测分析方法，样品溶液用pH值为4.8的缓冲溶液酸化，加入β-葡萄糖醛酸酶水解后，再加入pH值为10.8的缓冲溶液，用苯-异戊醇（98.5∶1.5，v/v）提取，提取物用两根极性不同的色谱柱进行分析。结果发现，分析物的检出限大多数低于10ng/mL，通过对口服治疗量药物自愿者血浆、尿中药物和代谢物的分析也发现所建立的方法适用于麻醉犯罪案件中相关药物的分析。

3.毒物检验

酚类除草剂中五氯酚及其钠盐和2,4-二氯-6-硝基苯酚应用较为广泛，20世纪50年代以来，我国将其用于稻田和池塘中除草、消毒或用作灭螺剂，对杀除稻田中猪秧等草类有特效。但是，由于该类型除草剂不易降解、毒害性较大，而且在环境中残留较高，虽然已经受到国家有关部门的限制，但是用之投毒、误服和自杀的案件仍时有发生。陈祥国等人建立了尿中五氯酚和2,4-二氯-6-硝基苯酚的气相色谱分析方法，取空白尿液添加五氯酚和2,4-二氯-6-硝基苯酚标准品及内标2,4-二氯苯酚，经乙酸酐衍生化后，采用气相色谱法进行分析，并对提取方法、衍生化条件等进行考察。结果发现，在选择的色谱条件下，尿中五氯酚和2,4-二氯-6-硝基苯酚得到了有效分离，而且无杂质干扰、峰形较好；在pH值为2的条件下，以环己烷作为萃取溶剂为最佳萃取条件；衍生化优选条件为使用$10\mu L$乙酸酐并加入$10\mu L$无水吡啶，60℃反应30min；五氯酚、2,4-二氯-6-硝基苯酚的最低检出限分别为0.41ng/mL、0.36ng/mL。

药物分析中采用的固相萃取材料主要包括GDX等亲脂性材料和硅藻土等亲水性材料，亲水性材料固相萃取是继亲脂性材料固相萃取之后发展起来的一种新的分离方法，该方法最大的特点是操作非常简单、快速、提取率高、去除杂质能力强。吴玉红建立了血、尿、肝中毒鼠强硅藻土提取GC-NPD检测方法，尿液、血液用水稀释后倒入硅藻土小柱中，用苯洗脱，肝匀浆用6%高氯酸沉淀蛋白后得到上清液倒入硅藻土小柱中用三氯甲烷洗脱，洗脱液均用水浴挥干后，用甲醇定容至0.1mL，进行GC-NPD分析。结果表明，毒鼠强的血中提取率为98.4%，尿中提取率为95.6%，肝中提取率为98.1%；相对标准偏差低于3.2%；检出限低于20ng/mL或20ng/g。

4.微量物证检验

据统计，在80%以上的盗窃、强奸、交通肇事、纵火、爆炸等犯罪现场均可以采集到有价值的纤维物证，毛纤维已经成为刑事案件现场出现概率比较大的纤维物证之一。王岩等人建立了犯罪现场毛纤维碱催化裂解气相色谱分析方法，选用HP-6890气相色谱仪，配以CZ-100裂解器和FID检测器，对催化剂的种类和浓度、气相色谱条件以及裂解温度和时间等各方面进行了优化选择，确定了最佳分析条件，催化剂用NaOH，浓度为5%，提取时间为10min，裂解温度为770℃，裂解时间为5s，在此基础上对不同牌号的4种颜色、93种毛纤维进行了分析，并以毛纤维裂解色谱图中强吸收峰的保留时间、对应峰面积比值的差异进行鉴别，3cm长的单丝纤维即可满足检验要求。

纸张与人们的关系极为密切，是人类从事政治、经济、文化和日常生活的重要物品，所以，犯罪分子用纸张作案的机会较多。例如，在纸张上书写反动标语、信件、传单等，用纸张伪造国家货币、支票、股票、合同、契约、字画珍品等，因此，纸张的分析检验在案件侦破中具有重要意义。李继民等人将气相色谱分析技术用于常见书写纸张萃取物的分析，选择合适的分析条件，首先对不同厂家、不同批号的12种书写纸张进行了分析，根据所得色谱峰的个数、保留时间和峰面积的不同对书写纸张的种类进行鉴别，考察了检验方法的重现性。结果发现，乙腈提取液分析得到的GC谱图，色谱峰分离较好，杂质峰少，特征峰明显；在10～60min浸泡时间范围内，30min提取所得提取液GC分析所得的谱图峰数较多，分离明显，特征峰突出。

实践表明，通过对木屑物证进行检验，可以为侦破案件提供重要的信息。许江萍等人建立了木屑浸提物的气相色谱分析方法，以甲醇为提取溶剂，超声波辅助提取，提取液进行气相色谱法分析。实验中通过对10种不同产地的松树和7种不同产地的桃树木屑样品的分析测定发现，依据木屑浸提物特征色谱峰的峰数、保留时间、峰高比的差异可以鉴别同一树种不同产地木屑，这也为木屑检材与样本的比对检验提供了一种实用的方法。

合成胶黏剂是以合成高分子材料为基础的新型胶黏剂，随着合成胶黏剂应用范围的不断扩大，在犯罪现场上出现的概率也在增多。赵彦军等人用裂解气相色谱法对12种不同种类、不同厂家牌号的合成胶黏剂进行了分析，选择较为合适的色谱条件，对样品的进样量、重现性和最小检出量等问题进行了研究。实验结果发现，12种合成胶黏剂根据裂解色谱峰及相对保留时间可以进行区分；建立的方法能够满足实际检验的要求，具有一定的实用价值。

橡胶是凶杀、盗窃、强奸、交通肇事等案件现场经常遇到的检材，王岩等人采用

GC-9A裂解气相色谱仪配以居里点裂解器,在优化色谱柱温度、裂解时间等实验基础上对常见橡胶种类以及同种类的汽车轮胎、橡皮等橡胶制品进行了分析,结果达到了种类认定以及对厂家、产地、牌号的认定,所建立的方法,样品用量少、操作简便、分析速度快、分辨率高,适用于相关案件鉴定。

第五节 高效液相色谱法

在色谱技术中,液相色谱法(LC)是最早(1903年)发明的,但其初期发展比较慢,在液相色谱普及之前,纸色谱法、气相色谱法和薄层色谱法是色谱分析法的主流。到了20世纪60年代后期,将已经发展得比较成熟的气相色谱的理论与技术应用到液相色谱上来,使液相色谱得到了迅速的发展。特别是填料制备技术、检测技术和高压输液泵性能的不断改进,使液相色谱分析实现了高效化和高速化。液相色谱仪于1969年商品化,从此,这种分离效率高、分析速度快的液相色谱就被称为高效液相色谱法(HPLC),也称高压液相色谱法或高速液相色谱法。气相色谱只适合分析较易挥发,且化学性质稳定的有机化合物,HPLC则适合于分析那些用气相色谱难以分析的物质,如挥发性差、极性强、具有生物活性、热稳定性差的物质。现在,HPLC的应用范围已经远远超过气相色谱。

一、高效液相色谱法的特点

高效液相色谱法可用来做液固吸附、液液分配、离子交换和空间排阻色谱(即凝胶渗透色谱)分析,应用非常广泛。高效液相色谱法具有以下几个突出的特点。

(一)高压

液相色谱法以液体作为流动相(称为载液),液体流经色谱柱时,受到的阻力较大,为了能迅速地通过色谱柱,必须对载液施加高压。在现代液相色谱法中供液压力和进样压力都很高,一般可达到15 ~ 35MPa。

(二)高速

高效液相色谱法所需的分析时间较经典液体色谱法少得多,一般都小于1h,例如分离苯的羟基化合物七个组分,只需要1min就可完成;对氨基酸分离,用经典色谱法,柱长约170cm、柱径0.9cm、流动相流速30mL/h,须用20多小时才能分离出20种氨基酸,而用高效液相色谱法,1h之内可完成。载液在色谱柱内的流速较经典液体色谱法高得多,一般可达1 ~ 10mLmin^{-1}。

（三）高效

高效液相色谱法的柱效高，约可达3万塔板/m以上（气相色谱法的分离效能也很高，柱效约为2000塔板/m）。这是由于近年来研究出了许多新型固定相（如化学键合固定相），使分离效率大大提高。

（四）高灵敏度

高效液相色谱法已广泛采用高灵敏度的检测器，进一步提高了分析的灵敏度。如紫外检测器的最小检测量可达纳克数量级（10^{-9}g）；荧光检测器的灵敏度可达10^{-11}g。高效液相色谱的高灵敏度还表现在所需试样很少，微升数量级的试样就足以进行全分析。

由于具有上述优点，因而在色谱文献中又将它称为现代液相色谱法、高压液相色谱法或高速液相色谱法。

高效液相色谱法，只要求试样能制成溶液，而不需要气化，因此不受试样挥发性的限制，对于高沸点、热稳定性差、相对分子质量大（大于400）的有机物（这些物质几乎占有机物总数的75%～80%）原则上都可用高效液相色谱法来进行分离、分析。

二、高效液相色谱技术的主要类型

（一）体积排阻色谱

体积排阻色谱（Size Exclusion Chromatography，SEC）是一种纯粹按照溶质分子在流动相溶剂中的体积大小分离的色谱法。填料具有一定范围的孔尺寸，大分子进不去而先流出色谱柱，小分子后流出。在用水系统作为流动相的情况下，又称凝胶过滤色谱（GFC）。用于生物大分子分离的传统SEC填料主要是多糖聚合物凝胶，只能在低压下进行慢速分离。目前在很大程度上被微粒型交联的亲水凝胶（如交联琼脂糖Superose6和Superose12）、乙烯共聚物（如TSK-Gel PW）和亲水性键合硅胶（如Zorbax GF 250和450）所取代。因填料的孔径大小不同，SEC能分离的分子量级在1万到200万。对于分析分离或实验室小规模制备，平均粒度在3～13pum的规格较适用，有良好的柱效率和分离能力。但对大规模的制备分离和纯化，因要考虑成本和渗透性，可以采用较粗的粒度。体积排阻色谱一般用作原料液的初分离，获取几个分子量级，供进一步分离纯化使用。

（二）离子色谱

离子色谱法（Ion Chromatography，IC）是20世纪70年代中期发展起来的一项液相色谱技术，主要用于离子型化合物的分析，目前已成为分析化学领域中发展最快的分析方法之一。

按照分离机理的不同，离子色谱法可分为离子交换色谱（IEC）、离子排斥色谱（ICE）和流动相离子色谱（MPIC）。

IEC 的分离机理主要是离子交换，根据固定相离子交换树脂上可电离的离子与流动相中具有相同电荷的溶质离子进行可逆交换，对待测离子进行分离，一般用于亲水性阴离子、阳离子和碳水化合物的分离，因而又分为阴离子交换色谱法、阳离子交换色谱法等。

ICE 的分离机理包括 Donnan 排斥、空间排斥和吸附，是利用待测物质与固定相之间的非离子相互作用进行分离的，其分离柱一般是填充高容量的阳离子交换树脂，树脂表面键合磺酸基团，当水分通过分离柱时，磺酸基团周围形成一个水合层，在水合层和淋洗液之间形成一个类似 Donnan 膜的负电层，非离子型的组分没有受到 Donnan 的排斥而进入树脂微孔，完全解离的物质如盐酸由于带有负电荷而受到排斥，无法在分离柱上保留，从而使物质分离，一般用于无机弱酸、有机酸、氨基酸、醛、醇的分离。

MPIC 的分离机理主要是离子对的吸附，用高交联度、高比表面积的中性无离子交换功能基的聚苯乙烯大孔树脂为柱填料，使用强酸和强碱性的离子对试剂淋洗液和化学抑制型电导检测器，将反相离子对色谱法的高分离效率和高选择性与化学抑制型电导检测器测定离子的高灵敏度结合起来，适合于疏水性阴离子、阳离子和过度金属配合物的分离。

（三）反相色谱

反相色谱（Reversed Phase Chromatography，RPC）是基于溶质、极性流动相和非极性固定相表面间的疏水效应建立的一种色谐模式。通常是指以具有非极性表面的担体为固定相，以比固定相极性更强的溶剂系统为流动相的色谱分离技术。一个典型的例子就是在十八烷基硅胶键合相上用甲醇/水混合溶剂冲洗。任何一种有机分子的结构中都有非极性的疏水部分，这部分越大，一般保留值越高。在高效液相色谱中这是应用最广的一种分离模式。在生物大分子的反相液相色谱条件下，流动相多采用酸性的、低离子强度的水溶液，并加一定比例的能与水互溶的异丙醇、乙腈或甲醇等有机改性剂。大量使用的填料为孔径在 30nm 以上的硅胶烷基键合相，除此之外，也有少量高聚物微球。实验表明，烷基链长对蛋白质的反相保留没有显著的影响，但在蛋白质的活性回收上短链烷基（如 C_4、C_8、苯基）和长链烷基（如 C_{18}、C_{22}）反相填料是有区别的。表现在烷基链越长，固定相的疏水性越强，因而为使蛋白质较快洗脱下来，需要增加流动相的有机成分。过强的疏水性和过多的有机溶剂会导致蛋白质的不可逆吸附和生物活性的损失。总体来说，在烷基键合硅胶上的反相色谱，由于其柱效高、分离度好、保留机制清楚，是蛋白质的分离、分析、纯化中广泛使用的一种方法。近年来在农业和食品科学领域又有一些新的应用。

（四）疏水作用色谱

疏水作用色谱（Hydrophobic Interaction Chromatography，HIC）的原理与反相色谱相同，区别在于HIC填料表面疏水性没有RPC强。所用填料同样分有机聚合物（交联琼脂糖Superose12、TSK-PW、乙烯聚合物等）和大孔硅胶键合相两类。疏水配基一般是低密度分布在填料表面上的苯基、戊基、丁基、丙基、羟丙基、乙基或甲基，也有的是在硅胶表面键合聚乙二醇。流动相一般为pH 6 ~ 8的盐水溶液[如（NH_4）$_2SO_4$]，做降浓梯度淋洗，在高盐浓度条件下，蛋白质与固定相疏水缔合；浓度降低时，疏水作用减弱，逐步被洗脱下来。和普通反相液相色谱相比，这种表面带低密度疏水基团的填料对蛋白质的回收率高，蛋白质变性可能性小。由于流动相中不使用有机溶剂，也有利于蛋白质保持固有的活性。

（五）亲和色谱

亲和色谱（Affinity Chromatography）是利用生物大分子和固定相表面存在某种特异性吸附而进行选择性分离的一种生物大分子分离方法。通常是在载体（无机或有机填料）表面先键合一种具有一般反应性能的所谓间隔臂（如环氧、联氨等），随后再连接上配基（如酶、抗原或激素等）。这种固载化的配基只能和与其有生物特异性吸附的生物大分子相互作用而被保留，没有这种作用的分子不被保留而先流出色谱柱。此后改变流动相条件（如pH或组成），将保留在柱上的大分子以纯品形态洗脱下来。例如，若在间隔臂链段上分别反应上抗原、蛋白质A或磷脂酰胆碱，便可分离和回收到相应的抗体、免疫球蛋白或膜蛋白。亲和色谱选择性强、纯化效率高，实际上也可以认为是—种选择性过滤，往往可以一步获得纯品。

三、高效液相色谱分离方式

高效液相色谱分离是根据各组分在固定相及流动相中的吸附能力、分配系数、离子交换作用或分子尺寸大小的差异进行分离。色谱分离的实质是样品分子与流动相以及固定相分子间的作用。根据分离机制的不同，高效液相色谱分液-液分配色谱、液-固吸附色谱、键合相色谱、离子交换色谱法、离子对色谱法、离子色谱法疏水作用色谱法和空间排阻色谱法等类型。

（一）液－液分配色谱法

液-液分配色谱法（LLC）简称液-液色谱，是指流动相与固定相均为液体的色谱，其分离机制是依靠样品中各组分溶于固定相与流动相达到平衡后分配系数的差别而得到分离。

　　按照固定相与流动相的极性差别，分配色谱又可以分为正相色谱与反相色谱两类。流动相极性小于固定相极性的色谱称为正相色谱，以含水硅胶为固定相，烷烃为流动相的色谱分析方法称为正相液-液分配色谱，正相色谱中，固定相为极性填料，流动相为非极性或弱极性溶剂，样品中极性小的组分先流出色谱柱，极性大的组分后流出色谱柱；流动相极性大于固定相极性的色谱称为反相色谱，样品中极性大的组分先流出色谱柱，极性小的组分后流出色谱柱，主要用于分离极性小的化合物。

（二）液 – 固吸附色谱法

　　液-固吸附色谱（LSAC）的固定相是吸附剂，流动相是以非极性烃类为主的溶剂。它是根据混合物中各组分在固定相上吸附能力的差异进行分离的。当混合物在流动相（移动相或淋洗液）携带下通过固定相时，固定相表面对组分分子和流动相分子吸附能力不同，有的被吸附，有的脱附，产生一个竞争吸附，这样导致各组分在固定相上的保留值不同而达到最终分离。其作用机制是溶质分子（X）和溶剂分子（S）对吸附剂活性表面的竞争吸附，如图4-3所示，可用公式表示

$$X_m + nS_a \longrightarrow X_a + nS_m \tag{4-2}$$

　　式中，X_m 和 S_a 为在流动相中和被吸附的溶质分子；S_a 为被吸附在表面上的溶剂分子；S_m 为在流动相中的溶剂分子；n 为被吸附的溶剂分子数。

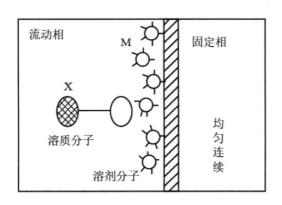

图4-3　液固吸附色谱中竞争吸附过程

　　溶质分子X被吸附，将取代固定相表面上的溶剂分子，这种竞争吸附达到平衡时，可用式表示

$$K = \frac{[X_a][S_m]^n}{[X_m][S_a]^n} \tag{4-3}$$

式中，K 为吸附平衡系数，亦称分配系数。

式（4-3）表明，如果溶剂分子吸附性更强，则被吸附的溶质分子将相应减少。显然，分配系数越大的组分，吸附剂对它的吸附力越强，保留值就越大。

组分与吸附剂性质相近时，易被吸附，具有高保留值；吸附剂表面具有刚性结构，组分分子构型与吸附剂表面活性中心的刚性几何结构相适应时，易于吸附，有高的保留值。在吸附色谱中如果采用极性吸附剂（如硅胶或矾土），则极性分子对吸附剂作用能力较强。由此可知，决定相对吸附作用的主要因素是官能团。官能团差别大的组分，在液固吸附色谱上可得到良好的选择性分离。对同系物的选择性分离弱。

液固吸附色谱法是最先创立的色谱法，也是最基本的一种柱色谱类型。液固色谱法具有传质快、分离速度快、分离效率高、易自动化进行等优点，适用于分离相对分子质量中等（<1 000）、低挥发性化合物和非极性或中等极性的、非离子型的油溶性样品，异构体的分离，稠环芳烃及其羟基、氯化衍生物、类脂化合物、染料等的分离。

由于非线性等温吸附常引起峰的拖尾现象，具有良好重现性的吸附剂难以获得，样品易变性或损失，吸附剂可逆吸附使含水量变化或失活造成柱效不稳定，试样容量小需要高灵敏度检测器。

（三）键合相色谱法

液-液吸附色谱在色谱分离过程中由于固定液在流动相中有微量溶解，以及流动相通过色谱柱时的机械冲击，固定液会不断流失而导致保留行为变化、柱效和分离选择性变坏等不良后果。为了更好地解决固定液从载体上流失的问题，将各种不同有机基团通过化学反应共价键合到硅胶（载体）表面的游离羟基上，代替机械涂液的液体固定相，一种新型固定相——化学键合固定相应运而生，为色谱分离开辟了广阔的前景。这种固定相突出的特点是避免液体固定相流失的困扰，同时还改善了固定相的功能，提高了分离的选择性，适用于分离几乎所有类型的化合物。

根据键合相与流动相相对极性的强弱，可将化学键合相色谱法分为正相键合相色谱法和反相键合相色谱法。正相键合相色谱法以极性键合相（如氨基、氰基、醚基等极性有机基团键合在硅胶表面制成）作为固定相，流动相通常采用烷烃加适量极性调整剂，即流动相的极性比固定相弱。反相键合相色谱法使用极性较小的键合相（如苯基、烷基等极性较小的有机基团键合在硅胶表面制成）作为固定相，流动相通常以水作为基础溶剂，再加入一定量的能与水互溶的极性调整剂，固定相的极性比流动相极性弱。

键合相色谱中的固定相特征和分离机制与分配色谱法都存在差异，一般认为，正相键合相色谱法的分离机制属于分配色谱，但对反相键合相色谱法分离机制的认识尚不一致，反相键合相色谱中固定相表面上溶质分子与烷基键合相之间的缔合作用如图4-4所示，多数人认为吸附与分配机制并存。正相键合相色谱法适用于分离中等极性和极性较强的化合物，而非极性、极性较弱的化合物或离子型化合物可采用反相键合相色谱法分离。反相键合相色谱法在现代液相色谱中应用最为广泛，据统计占整个HPLC应用的80%左右。

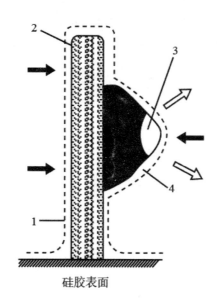

1-溶剂膜；2-非极性烷基键合相；3-溶质分子的极性官能团部分；4-溶质分子的非极性部分键合相之间的缔合作用（黑白箭头表示缔合物的形成和解缔）

图4-4 反相色谱中固定相表面上溶质分子与烷基

（四）离子交换色谱法

离子交换色谱法是用离子交换剂为固定相，具有一定pH值的缓冲溶液为流动相，根据离子型化合物中各离子组分与离子交换剂表面带电荷基团进行可逆性离子交换能力的差别而实现分离。常用的离子交换剂主要有以交联聚苯乙烯为基体的离子交换树脂和以硅胶为基体的键合离子交换剂。该色谱技术的流动相为含水的缓冲溶液，有时也加入少量的有机溶剂，如乙醇、四氢呋喃、乙腈等。

（五）疏水作用色谱法

疏水作用色谱是利用样品中各组分不同的疏水性质来进行分离的方法，主要分离对象为蛋白质。而蛋白质分子量一般较大，生物活性又不稳定，因此寻找快速、高效且不损伤蛋白质活性的分离方法就显得十分重要。

20世纪60年代初，人们即已注意到疏水物质可作为柱色谱填料用于分离生物大分子，1961年，Gillam等人曾报道苯甲乙氨乙基纤维素对核酸*t*-RNA的分步纯化。尽管当时没有给这种方法一个确切的名称，事实上用疏水填料分离生物大分子特别是蛋白质的工作开始就被重视，这方面的报道也逐年增多。1973年，瑞典科学家Hjerten正式命名该方法为疏水作用色谱法（HIC）。

在HIC中，固定相表面呈弱疏水性，流动相为高离子强度盐溶液，在这样的两相条件下，蛋白质分子中疏水部分与弱疏水性固定相表面的作用力增大而被吸附。逐渐降低流动相的离子强度，蛋白质按其疏水性的大小被依次洗脱，疏水性小的先洗脱，疏水性大的后洗脱。在洗脱过程中，高盐浓度对大多数蛋白质的活性没有损害。根据HIC的分离机理，影响HIC分离的主要因素有以下几点·

（1）固定相的疏水特性。固定相要具有明显的疏水特性，对蛋白质的作用不附带静电引力、范德华力和氢键等；其表面疏水基团的密度又必须适中，一般较反相高效液相色谱固定相低10～100倍，呈弱疏水性，对蛋白质的吸附为中等强度，密度太高会对蛋白质产生不可逆吸附。

（2）流动相的离子强度。流动相一般为无机盐溶液，如硫酸铵等，它们对蛋白质的生物活性没有影响。降低流动相的离子强度，洗脱能力增强。流动相的起始离子强度对分离有明显的影响，离子强度大，容量因子也大，选择性好，峰形尖锐。

（3）pH值。中性pH对保持蛋白质的活性有利，pH变化对蛋白质的溶解度和活性都不利。但当pH由4增大至9～10时，大多数蛋白质的疏水性会减弱，有利于洗脱，因此经典HIC普遍采用降低离子强度同时适当增大pH的办法来分离蛋白质。随着HIC的发展，硅胶被广泛用作固定相基质，鉴于pH＞7时，硅基固定相会逐渐溶解而流失，现在几乎全部采用中性缓冲溶液。如磷酸盐体系，乙酸-乙酸盐体系，来保持离子强度变化着的流动相的pH不变。

（4）温度。对大多数蛋白质来说，在一定范围内，温度升高会增大保留值，但同时易使蛋白质溶解度变小，生物活性降低。一般HIC只要求在相对稳定的室温下进行，而不必严格控制流动相和柱子的温度。

为克服经典HIC分离速度慢，效率低的缺点，生物化学家和色谱工作者一直在寻找高强度、高效能的固定相，同时借助于先进的高效液相色谱技术，力求使蛋白质的分离快速、高效。高效疏水作用色谱（HP-HIC）由此应运而生并不断发展。

（六）体积排阻色谱法

体积排阻色谱法是用具有化学惰性的多孔性凝胶为固定相，按照固定相对样品中各组分分子体积阻滞作用的差别来实现分离。以水溶液为流动相的体积排阻色谱称为凝胶过滤色谱；以有机溶剂为流动相的体积排阻色谱称为凝胶渗透色谱。

四、高效液相色谱法的应用

高效液相色谱的出现与发展，使色谱的应用领域骤然扩大。就其分析的样品而言几乎无所不包，如烃与芳烃，含氧、氮、卤素、硫、磷等各类有机化合物，有机金属与准金属化合物，无机阴、阳离子化合物，生物与生物大分子，高聚物，旋光异构体，等等。尤其在氨基酸、核酸、生物碱，肽、蛋白质，糖、类酯化合物、甾类、菇类、维生素等样品的分析方面是其他色谱或分析技术难以取代的。因此，高效液相色谱在石油、化工、环保、商检、食品、植物、生物、生物化学、临床医学、药物等领域的研究与生产过程有极重要的应用。

例如，高效液相色谱法适用于检测分离各种药物，是药物分析中最基础的一种分析方法，对原料药材、各种药物制剂、复方制剂、中成药都可以进行分析。它是用溶液作为流动相，始终以一定的速度进入到色谱仪中，被测样品通过进样针由进样器中进入，随着流动相进入色谱柱中。根据所检测样品的各组分在色谱柱中不同的分配系数，依次被分离，最终通过监测器变成信号，输出到电脑上，形成色谱图。根据色谱峰的面积和出峰时间，与标准物质进行对比，来定性定量进行药物分析。这是目前应用最为广泛的一种分析手段。在检测过程中，有时流动相的选择，会对检测结果造成一定的影响，对已有药物的检测可以根据国家药典中记载的方法来进行。对于新药物的研发，则要通过实验来确认流动相，达到最佳分离效果。

液相色谱的另一个特点是同一个样品可以选择不同的分离过程，如氨基酸既可用液相分配色谱，也可用离子交换色谱。如何根据被分析样品选择合适的方法，目前流行的指南是各种样式的图表，根据已发表的文献把它们分类，使初学者易于掌握。

当然，任何一种色谱技术无论处于发展阶段还是已经成熟，都不是十全十美的。高效液相色谱也存在一些问题，如分析速度、检测灵敏度与其他检测手段（MS、IR、NMR……）的联用，柱和流动相的消耗成本以及溶剂对环境的污染，对操作人员的毒害等。20世纪80年代以后在液相色谱中出现一些新技术，如微填充柱、快速柱、毛细管柱、检测方面的各种联用技术、最近兴起的LC-GC联用。样品的衍生技术，操作条件优化的计算机辅助技术等，使液相色谱的应用进一步扩展。

第五章　核酸扩增技术

在1985年美国Cetus公司人类遗传研究室的科学家K. B. Mulis发明了PCR技术，其为一种在体外快速扩增特定基因或DNA序列的方法，又称为基因的体外扩增法。它是根据生物体内DNA复制的某些特点而设计的在体外对特定DNA序列进行快速扩增的一项新技术。随着热稳定DNA聚合酶和自动化热循环仪的研制成功，PCR技术的操作程序在很大程度上得到了简化，并迅速被世界各国科技工作者广泛地应用于基因研究的各个领域。

第一节　聚合酶链反应

PCR技术即聚合酶链反应技术，它是一种通过无细胞化学反应体系选择性扩增DNA的技术，可以将微量DNA样品在短时间内扩增几百万倍。

PCR体系由DNA聚合酶、DNA引物、dNTP、目的DNA（待扩增DNA及其扩增产物）和含有Mg^{2+}的缓冲溶液等组成。PCR与细胞内DNA半保留复制的化学本质一致，但更简便，只包括变性、退火、延伸三个基本步骤，这个三个基本步骤构成PCR循环，每一循环合成的DNA都是下一循环的模板，因而每一循环都使目的DNA拷贝数翻番。若经过30次循环后理论上可以使目的DNA扩增2^{30}倍，约为10^9倍，实际上可以扩增$10^6 \sim 10^7$倍。

一、PCR 技术的基本原理

PCR技术是根据生物体内DNA复制的某些特点而设计的在体外对特定DNA序列进行快速扩增的一项新技术。随着热稳定DNA聚合酶和自动化热循环仪的研制成功使得PCR技术的操作程序在很大程度上得到了简化，并迅速被世界各国科技工作者广泛地应用于基因研究的各个领域。

PCR在体外酶促扩增DNA的原理，与天然DNA在体内的复制机制类似。PCR扩增一个模板，要求一对寡核苷酸引物，4种脱氧核苷三磷酸（dNTP）、Mg^{2+}和进行DNA合成的 *Taq* DNA聚合酶。PCR的过程包括变性、退火和延伸3个基本步骤。

（1）模板DNA的变性。根据DNA在高温下可发生变性的原理。当温度升高至95℃左右一定时间后，模板DNA双螺旋内部的氢键断裂，双链解链成单链DN，以便它与引物结合A。变性温度选择在90～96℃，既能使模板DNA双链变性，又能保持 *Taq* DNA聚合酶活力。若温度低于90℃，则会造成DNA变性不完全，双链没有完全解链就很快复性，导致减少PCR的扩增产量。

（2）模板DNA与引物的退火（复性）。根据低温复性的原理，在温度降低至合适的温度（一般为25～65℃）时，引物与其互补的单链DNA模板按碱基互补配对的原则准确结合。退火温度一般选择低于引物 T_m 值5℃。可根据公式：$T_m = 4（G+C）+2（A+T）$ 进行计算，退火温度太低容易出现非特异性扩增。

（3）引物的延伸。DNA新链合成的延伸阶段反应温度选择在70～75℃，此时，*Taq* DNA聚合酶具有较高的活性。在 *Taq* DNA聚合酶和4种脱氧核苷三磷酸底物及 Mg^{2+}+存在的条件下，以引物为起点沿着互补的单链模板进行DNA新链的延伸反应。

以上变性、退火、延伸三个基本步骤构成PCR循环。每一次循环的产物可以作为下一次循环的模板，这样每循环一次目的DNA的拷贝数就增加1倍。延伸时间可根据所扩增目的DNA的长度而定。

二、PCR技术的特点

（一）高特异性

PCR技术具有高度特异性，其扩增特异性与以下因素有关。

1.引物的特异性

引物与模板DNA特异正确的结合是保证PCR特异性的首要条件与决定性因素。

2.引物延伸时碱基配对的正确性

引物与模板的结合及引物链的延伸遵循碱基配对原则，如发生错配则影响扩增的特异性。

3. Taq DNA聚合酶合成反应的忠实性

Taq DNA聚合酶合成反应的忠实性及其耐高温性，使得扩增循环中模板与引物的退火可在较高温度下进行，大大增加了引物与模板结合的特异性。

4.靶基因的特异性与保守性

选择扩增特异性和保守性高的靶基因区域，扩增产物特异性程度就更高。

（二）高灵敏度

PCR产物的生成量是以指数方式增加的，能将皮克（$pg = 10^{-12}g$）量级的起始待测模板扩增到微克（$μg = 10^{-6}g$）水平。能从100万个细胞中检出一个靶细胞；在病毒的检测中，PCR的灵敏度可达3个RFU（空斑形成单位）；在细菌学中最小检出率为3个细菌。

（三）简便快速

整个PCR扩增在一个小小的离心管中完成，过程也只是简单的温度变化，应用耐高温的 Taq DNA聚合酶，避免了DNA聚合酶的反复加入。整个扩增反应可在2～4h完成。

临床检测及特定科研中，实时荧光PCR的应用，无需产物的分析过程，大大简化了PCR的测定操作。

（四）对标本的纯度要求低

不需要分离病毒或细菌及培养细胞，DNA粗制品及总RNA均可作为扩增模板。可直接用临床标本如血液、体腔液、洗嗽液、毛发、细胞、活组织等粗制的DNA扩增检测。

三、PCR技术的应用

（一）PCR技术在食品微生物检测中的应用

近年来，PCR作为一种新技术以其快速、简便、敏感性高、特异性高、对标本要求不高、结果分析简单等诸多优势被广泛应用于食品微生物检测之中，替代了许多传统的鉴定方法，成为该领域的有力工具，以PCR技术为基础的相关技术也得到了很大的发展，在关键技术上也有所进步，如PCR仪在质量和技术上的发展；引物的设计可通过计算机和网络来实验；已发展出多种具有各种不同特性的聚合酶体系和酶反应体系；一系列的DNA聚合酶试剂盒面世简化了PCR操作，提高了实验的重复性。

例如，利用PCR技术对食品中金黄色葡萄球菌检测时选取的靶基主要为各型肠毒素的基因，但是肠毒素分型较多，给实际的检测工作带来诸多不便，而利用耐热核酸酶（Tnase）的基因Nuc作为靶基因进行PCR检测更为适宜。耐热核酸酶（Tnase）为产毒金黄色葡萄球菌的典型特征，该酶非常耐热，在100℃加热30min不易丧失活性。而编码耐热核酸酶的基因 nuc 为金黄色葡萄球菌所特有的并且是高度保守的基因，因而以耐热核酸酶的基因 nuc 靶序列是进行PCR检测金黄色葡萄球菌的有效方法。

此外，随着我国食品科学技术发展及对外贸易需要，食品检测和分析工作已提高到一个极其重要地位。特别是转基因食品技术迅猛发展，转基因食品安全性问题逐渐被人们所重视，转基因食品是否安全、转基因食品标识制度能否被严格执行，关键在于是否有准确、可靠检测技术做保障。目前，对转基因食品检测主要是检测是否有外源基因或DNA，检测是否有外源蛋白质，PCR技术主要用于检测转基因食品中是否有外源基因或DNA。外源基因中目的基因是转基因食品开发中研究重点，随着转基因食品种类不同，所使用目的基因也不相同，因此通过检测外源基因中目的基因鉴别转基因食品难度较大。

然而即使在含有不同目的基因的转基因食品中往往使用相同或相似启动子、终止子或标志基因，这些启动子、终止子和标志基因DNA序列具有特异性，且大多来自微生物，非植物本身固有，因此通过检测样品是否含有特定启动子、终止子或标志基因序列作为鉴别转基因食品依据是一种可行方法。[①]

（二）PCR技术在分子生物学中的应用

PCR技术已经渗透到分子生物学研究的各个领域，如应用PCR技术制备cDNA文库，基因的克隆、基因序列的测定、新基因的寻找，染色体区带特异片段的克隆、突变碱基的检测、标记DNA探针等。

（三）PCR技术在肿瘤相关基因检测中的应用

基因突变（Gene Mutation）是肿瘤发生的根本原因，检测与恶性肿瘤发生有关的突变基因是分子生物学、医学遗传学及肿瘤学研究的热点，它对阐明肿瘤发生的分子生物学机制和早期诊断具有重要意义，PCR技术的出现及近年来以PCR技术为基础，结合传统技术的突变基因分析方法为人们提供了许多快速、简便、准确的基因分析途径，并取得了令人瞩目的成果。

（四）PCR技术在遗传病早期诊断中的应用

自1985年PCR技术首次应用于遗传病基因诊断以来，已有近百种遗传病可用PCR技术进行诊断和产前诊断。传统的产前基因诊断主要依赖于以探针为基础的Southern blotting及RFLP，以此可诊断缺失型突变及个别的点突变，但由于其操作的复杂性及仪器设备的限制，耗时长，准确性不高，还需核素标记，因而大大地限制了它的应用。自从PCR技术应用于产前基因诊断以来，由于比一般的常规方法要灵敏得多，有利于早期诊断与治疗，因此备受人们的重视和欢迎，PCR技术现已成为遗传病产前基因诊断的最常用技术，以此技术为基础的各种突变基因检测方法已成为遗传病因诊断的主要手段。

（五）PCR技术在传染病病原体检测中的应用

传统的实验室诊断传染病病原体感染常用以下方法：①病原培养法。此方法需要的时间长，对标本要求高，无法进行早期诊断。②免疫学方法。在抗原低时此方法的敏感度不够，交叉反应较强，不能诊断潜伏感染。③核酸探针法。此方法的敏感性不够，在实用性方面受到限制。而PCR技术是一种具有高敏感性、特异性的目标DNA快速检测方法，能对DNA前病毒或潜伏期低复制的病原体特异性靶DNA片段进行扩增检测，只要样本中有

---

① 徐茂军. 转基因植物食品的检测策略［J］. 食品与发酵工业，2001，27（12）：69-74.

1 fg 靶DNA就能检出。可检出经核酸杂交呈阴性的许多样本，对样本要求也不高。PCR可用于病原体的潜伏期、早期诊断；临床检测与监控；流行病学、分子传染病研究及评价药物疗效。

第二节　PCR产物的不同检测技术

PCR扩增反应完成之后，必须对扩增产物进行分析才能最终达到实验的目的。PCR产物的分析包括判断PCR反应的有效性和正确性，对产物进行定量分析和序列分析。前者可以通过电泳分离PCR产物，观察扩增条带的有无和扩增片段的大小而实现。而了解PCR扩增产物的序列，则须进一步的分析。本节主要介绍几种PCR产物的检测技术。

一、电泳

凝胶电泳是检测PCR产物常用和最简便的方法，能判断有无预期大小的扩增产物及初步判断产物的特异性。凝胶电泳常用的有琼脂糖凝胶电泳和聚丙烯酰胺凝胶电泳。

（一）琼脂糖凝胶电泳

琼脂糖凝胶电泳是分离、纯化、鉴定DNA片段的常用方法，琼脂糖凝胶分离度不如聚丙烯酰胺凝胶，但分离范围广，适用于分离100bp ~ 60kb的DNA分子，且操作简便。DNA琼脂糖凝胶电泳的原理与蛋白质的电泳原理基本相同，DNA分子在高于其等电点的溶液中带负电荷，在电场中由负极向正极移动，不同长度的DNA片段会表现出不同的迁移率。在电泳过程中，凝胶中溴化乙锭（EB）可以嵌入DNA分子，在紫外光照射下EB-DNA复合物发出橙红色荧光，可确定DNA在凝胶中的位置。而发射的荧光强度正比于DNA的含量，如将已知浓度的标准样品作电泳对照，就可估计出待测样品的浓度。溴化乙锭是一种强诱变剂，有毒性，使用含有该染料的溶液时必须戴手套，注意防护。可以使用无污染染料SYBR Green Ⅰ、Ⅱ，经SYBR Green染色的凝胶几乎不呈现背景荧光，在300nm紫外线照射透视下，与双链DNA结合的SYBR Green，呈现绿色荧光，单链DNA为橘黄色。

（二）聚丙烯酰胺凝胶电泳

聚丙烯酰胺凝胶采用垂直装置进行电泳。聚丙烯酰胺分离小片段DNA（5 ~ 500bp）效果较好，具有分子筛和电泳的双重作用，其分辨率极高，甚至相差1bp的DNA片段就能分开。除此之外，与琼脂糖电泳相比，聚丙烯酰胺凝胶电泳还具有装载的样品量大、回收DNA纯度高，其银染法的灵敏度较琼脂糖中EB染色法高2～5倍等优点，但其制备和操作比琼脂糖凝胶电泳复杂。

聚丙烯酰胺凝胶是由丙烯酰胺单体，在催化剂TEMED（N，N，N，N'-四甲基乙二胺）和过硫酸铵的作用下，丙烯酰胺聚合形成长链，聚丙烯酰胺链在交联剂N，N'-亚甲基双丙烯酰胺参与下，聚丙烯酰胺链与链之间交叉连接而形成凝胶。

二、PCR-RFLP

限制性片段长度多态性（Restriction Fragment Length Polymorphism，RFLP）指用同一种限制性核酸内切酶消化不同个体的DNA时，会得到长度各不相同的限制性片段类型。聚合酶链式反应-限制性片段长度多态（PCR-RFLP）分析技术是在PCR技术基础上发展起来的RFLP技术，是根据突变序列是否位于限制性核酸内切酶的酶切位点内而设计的对PCR产物做限制性片段长度多态性分析的技术。不同个体基因组在同一段DNA是否有同样的酶切位点，决定了酶切后是否会产生同样大小的片段。当碱基组成的变化改变了限制性核酸内切酶识别位点（位点消失、产生新的位点、位点移位等多态性位点时），就会得到长度各不相同的限制性片段类型。

应用PCR-RFLP可检测某一致病基因已知的点突变，进行直接基因诊断，也可以此为遗传标记进行连锁分析，进行间接基因诊断。其基本原理是由于点突变位于某限制性核酸内切酶的酶切位点序列内，使酶切位点增加或者消失，利用这一酶切性质的改变，PCR特异性扩增包含点突变的这段DNA，经相应的内切酶切割PCR产物并作电泳分离，PCR产物能（或不能）被酶水解而产生不同长度的片段，根据水解片段的大小和电泳位置可区分野生型和突变型靶基因片段。

三、PCR-SSCP

1989年日本Orita等研究发现，单链DNA片段呈复杂的空间折叠构象，这种立体结构主要是由其内部碱基配对等分子内相互作用力来维持的，当有一个碱基发生改变时，会或多或少地影响其空间构象，使构象发生改变，空间构象有差异的单链DNA分子在聚丙烯酰胺凝胶中受排阻大小不同，因此通过非变性聚丙烯酰胺凝胶电泳，可以非常敏锐地将构象上有差异的分子分离开，该方法称为单链构象多态性（Single-Strand Conformation Polymorphism，SSCP）分析。

在随后的研究中，SSCP可用于检查PCR扩增产物的基因突变，从而建立了PCR-SSCP技术。PCR-SSCP作为检测基因突变的方法，经不断地改进和完善，更加简便、快速、灵敏，不但用于检测基因点突变和短序列的缺失和插入，而且还被用于DNA定量分析，监测PCR诊断实验中的交叉污染情况，以及传染源的调查等。其基本过程是：PCR扩增靶DNA；将特异的PCR扩增产物变性，使之成为具有一定空间结构的单链DNA分子；将适量的单链DNA进行非变性聚丙烯酰胺凝胶电泳；最后通过放射性自显影、银染或溴化乙锭显色分析结果。若发现单链DNA迁移率与正常对照的相比发生改变，就可以判定该链构象发生改变，进而推断该DNA片段中有碱基突变。

该法的局限性包括：须进一步测序才能确定突变的位置和类型；电泳条件要求较严格；另外，由于SSCP是依据点突变引起单链DNA分子立体构象的改变来实现电泳分离的，这样当某些位置的点突变对单链DNA分子立体构象的改变不起作用或作用很小时，再加上其他条件的影响，就可能使聚丙烯酰胺凝胶电泳无法分辨造成漏检。

尽管如此，该方法和其他方法相比仍有较高的检测率。首先，它可以发现靶DNA片段中未知位置的碱基突变，实验证明小于300bp的DNA片段中的单碱基突变，SSCP的检出率可达90%。除此以外，SSCP经改进后将DNA-SSCP分析改为RNA-SSCP分析，该方法是在PCR扩增后，增加了一个转录的过程使PCR产物转录生成RNA，因此PCR扩增时需要一个较长的引物，内含有启动RNA聚合酶的启动序列，从而相对地增加了该方法的难度。但与DNA相比，RNA有着更多精细的二级构象和三级构象，这些构象对单个碱基的突变很敏感，从而提高了检出率，其突变检出率可达90%以上。另外，RNA不易结合成双链，因此可以较大量地进行电泳，有利于用溴化乙锭染色。为了进一步提高SSCP的检出率，可将SSCP分析与其他突变检测方法相结合，其中与杂交双链分析（heteroduplex analysis，Het）法结合可以大大提高检出率。Het法是用探针与要检测的单链DNA或RNA进行杂交，含有一对碱基对错配的杂交链可以和完全互补的杂交链在非变性PAGE凝胶上通过电泳被分离开。对同一靶序列分别进行SSCP和Het分析可以使点突变的检出率接近100%，而且实验简便。

第三节　衍生的 PCR 技术

一、巢式 PCR

巢式PCR（nested PCR）是一种改进的PCR方法，利用两套PCR引物扩增特异的DNA片段。巢式PCR进行两轮PCR扩增反应：第一轮扩增中，外侧引物扩增的产物与普通PCR相似；第二轮扩增时内侧引物结合在第一轮PCR的产物内部，扩增特异靶DNA序列（图5-1）。由于非目的DNA同时包含两套引物结合位点的可能性非常小，确保了第二轮PCR产物的特异性和准确性。因此，巢式PCR可以增加有限量靶序列（如稀有mRNA）的灵敏度，并且提高了特异性。

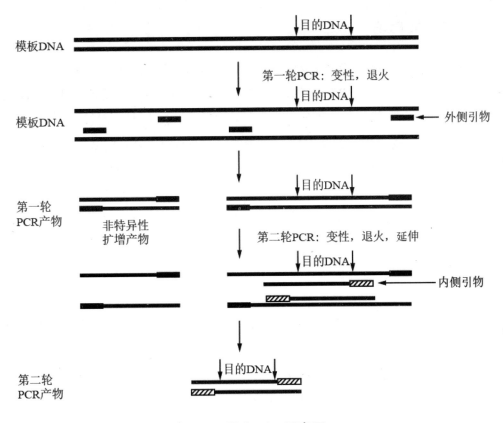

图5-1　巢式PCR示意图

nPCR优点是：第一，克服了单次扩增"平台期效应"的限制，使扩增倍数提高，从而极大地提高了PCR扩增的敏感性；第二，由于模板和引物的改变，降低了非特异性反应连续放大进行的可能性，保证了反应的特异性；第三，内侧引物扩增的模板是外侧引物扩增的产物，第二阶段反应能否进行，也是对第一阶段反应正确性的鉴定，因此可以保证整个反应的准确性及可行性。

nPCR的缺点是：进行二次PCR扩增引起交叉污染的概率大。为了克服此缺点，可采用同一反应管中巢式PCR（One-Tube Nested Per），主要利用内外引物 T_m 不同。外引物 T_m 高，内引物 T_m 低，PCR反应开始的若干轮循环采用较高的退火温度，内引物由于 T_m 低，高温下无法与模板结合不能延伸，而外引物可与模板退火延伸，再采用较低的退火温度进行后面的循环，内引物则可与模板退火延伸，这样实际上进行了二次扩增，但只进行一次操作，可减少交叉污染的机会。

在典型的nPCR扩增方法中，第一轮PCR扩增使用外引物扩增15～30个循环；然后将第一轮扩增产物转移至一个新的反应管内，使用一对内引物进行第二轮扩增反应，第二轮扩增一般为15～30个循环，最后用凝胶电泳鉴定扩增产物。nPCR常用于检测低拷贝的病原体及某些细菌。

二、逆转录 PCR

逆转录PCR（Reverse Transcription PCR，RT-PCR）是将RNA的逆转录（RT）和cDNA的聚合酶链式反应（PCR）相结合的技术。首先经逆转录酶的作用从RNA合成cDNA，再以 cDNA 为模板，扩增合成目的片段。RT-PCR技术灵敏而且用途广泛，可用于检测细胞中基因表达水平、细胞中RNA病毒的含量和直接克隆特定基因的cDNA序列。RT-PCR主要用于对表达信息进行检测或定量，分析基因的转录水平。另外，这项技术还可以用来检测基因表达差异或克隆cDNA而不必构建cDNA文库。RT-PCR比其他包括Northern印迹杂交、RNase保护分析、原位杂交及S1核酸酶分析在内的RNA分析技术更灵敏，更易于操作。

三、多重 PCR

常规PCR反应是通过一对引物扩增获得一条特异的DNA片段。但当被检测的基因超过PCR能扩增的DNA片段长度时，须分段进行多次PCR扩增，耗时费力。

多重PCR（multiplex PCR）又称复合PCR，是在常规PCR基础上改进发展起来的，是在同一个反应中采用多对引物，对同一模板链的不同区域扩增出多条目的DNA片段。多重PCR具有灵敏度高、简便快速的特点，适用于检测单拷贝基因的缺失、重排或插入等异常改变，以及小片段缺失，且结果可靠。在临床诊断上，常用多重PCR检测分别来自正常人和患者的DNA片段，如果患者基因某一区段缺失，则在相应的电泳图谱上此段PCR扩增产物的长度减少或消失，从而可以发现基因的异常改变（图5-2）。

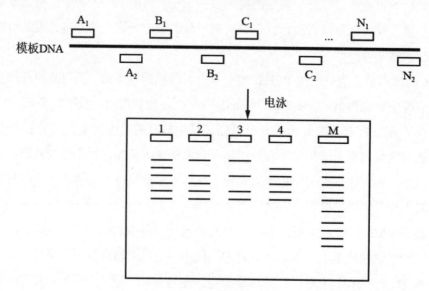

图5-2　多重PCR示意图

多对引物：A_1-A_2、B_1-B_2、C_1-C_2，至N_1-N_2；凝胶电泳结果：泳道1：正常人对照；泳道2、3、4：不同患者标本；泳道M：相对分子质量标准。

多重PCR并不是单一PCR的简单混合，在实际操作时其扩增结果会受到反应条件和反应体系等多种因素的影响，其中引物设计及反应体系中各引物的浓度对多重PCR的成功尤为重要。多重PCR中的每对引物除须满足单引物PCR体系的引物设计原则外，在引物设计时还应注意：各引物对必须保持高度的特异性，避免非特异扩增；引物的3′端序列之间尽量避免互补，引物长度要比一般PCR反应引物稍长，以22 ~ 30bp为宜；各引物对应保持一致的扩增效率。

四、反向 PCR 技术

对于已知序列的 DNA 片段只要设计合适的引物，常规 PCR 就可扩增位于两个引物之间的DNA片段，但不能扩增引物外侧的DNA。然而在分子生物学研究中，经常需要鉴定紧邻已知顺序的DNA片段，如编码DNA的上游及下游区域、转位因子插入位点等。在PCR技术出现以前，要测定已知基因两侧未知的序列是非常繁杂的。一般都须先用限制性内切酶进行消化，再用已知顺序的侧翼区段作为探针进行Southern杂交，来鉴定合适大小的末端片段，然后从制备性凝胶上纯化这些片段，克隆到载体上，得到的重组子进一步与已知顺序的侧翼区探针杂交以鉴定合适的克隆。为测定未知的侧翼区顺序还常需亚克隆出各种片段。

反向PCR（Inverse PCR，IPCR）可以扩增一个已知的 DNA 片段的未知旁侧序列。该方法的基础是将侧翼区 DNA 转变成为引物内围区域。其做法是首先用合适的限制性内切酶在已知DNA序列之外切割，再将形成的限制性 DNA 片段自身连接成环状分子。所用的引物仍然和已知序列两端顺序同源，不同的是它们的3′端方向转向侧翼区的未知 DNA 序列。经过一般的PCR扩增之后，其产物就是该环状分子中未知序列的 DNA 片段。也可将环化DNA线性化后再进行PCR，有报道认为，用线性化 DNA 进行IPCR扩增效率可提高100倍。

限制性内切酶的选择对IPCR很重要，将已知的DNA序列称为核心DNA，第一步消化基因组DNA模板时，必须选择核心DNA上无酶切位点的限制性内切酶，若产生黏性末端DNA片段则更易于环化。此外，限制性内切酶消化后产生的DNA 片段大小要适当，太短（＜200 ~ 300hp）则不能环化，太长的 DNA 片段则受PCR本身扩增片段有效长度的限制。

反向PCR 主要优点是简单、快速，可以研究许多独立的克隆。但也有其局限性：第一，由于旁侧序列是未知的，故在选择合适的限制性内切酶时，常需要用几种酶做预试验或选择几种可以产生片段大小合适的酶；第二，许多常用的限制性内切酶不但在插入序列上有酶切位点，同时在载体上不合适的位置也有酶切位点。

五、实时荧光定量 PCR

定量 PCR（quantitative PCR，qPCR）是指以外参或内参作为标准，通过对 PCR 终产物的分析或 PCR 反应过程的监测，进行 PCR 起始模板量的定量。qPCR 主要用于研究基因表达，可检测特定 DNA 基因表达水平的变化，在肿瘤、代谢紊乱及自身免疫性疾病的分析和诊断中被广泛应用。

1996 年推出了成熟的实时荧光定量 PCR（real-time fluorescent quantitativepolymerase chain reaction，RFQ-PCR）技术。所谓实时荧光定量 PCR 技术，是指在 PCR 反应体系中加入荧光基团，利用荧光信号积累实时监测整个 PCR 进程，最后通过标准曲线和 Ct 值对初始模板进行定量分析的方法。

PCR 扩增曲线可以分成三个阶段：基线期（荧光背景信号阶段）、对数期（荧光信号指数扩增阶段）和平台期（扩增产物不再呈指数增长）。在基线期，扩增的荧光信号被荧光背景信号所掩盖，无法判断产物量的变化。随着 PCR 循环数的增加，DNA 聚合酶失活、dNTP 和引物的枯竭、反应副产物焦磷酸对合成反应的阻遏等因素，致使 PCR 并非一直呈指数扩增，而最终进入平台期。

该技术实现了 PCR 从定性到定量的飞跃，与常规 PCR 相比，它具有特异性更强、灵敏度高、重复性好、定量准确、自动化程度高、全封闭反应等优点，成为分子生物学研究中的重要工具，目前已得到广泛应用。

六、等位基因特异性 PLR（AHIMS-PF 法）

等位基因特异性 PCR（allele specific PCR，ASP）也称扩增阻碍突变系统（Amplification Refractory Mutation System，ARMS），是 Newton 等于 1989 年首先建立用来检测已知单碱基突变的 PCR 技术，能在野生型 DNA 中检测出低水平的突变序列。ARMS 在分子遗传学研究和遗传疾病诊断中应用广泛，如肿瘤突变基因检测、耳聋基因检测等。

ARMS 利用 PCR 引物的 3' 端末位碱基必须与其模板 DNA 互补才能有效扩增的原理，将已知的突变碱基设计在引物 3' 端末位，在进行扩增反应时，若 3' 端碱基对形成错配，PCR 延伸反应就会因 3',5'-磷酸二酯键形成障碍而受阻，只有在引物 3' 端末位碱基与模板配对时，PCR 反应才能连续进行。针对不同的已知突变设计特异引物，若得到特异 PCR 扩增产物，则表明在被测野生型 DNA 中含有该突变，若未出现特异扩增产物，则表示该突变不存在。尽管 ARMS 与传统 PCR 相似，但其灵敏度更高，可检测出样品中含量低至 0.1% ~ 1.0% 的突变基因；同时该方法在设计上可以最大限度地缩短目标产物的长度，可以解决石蜡包埋组织标本提取的 DNA 大部分片段化而无法得到准确检测结果的难点；且该方法结合实时PCR平台实现闭管操作，操作简单，无须产物的后处理，能最大限度地避免扩增产物的污染。

七、多重连接探针扩增技术

2002年荷兰Schouten首先报道了多重连接探针扩增（Multiplex Ligation-dependent Probe Amplification，MLPA）技术，该技术融合了核酸分子杂交和PCR反应，是一种高通量，针对待测核酸中靶序列进行定性和定量分析的新技术。MLPA仅需20ng DNA，为Southern印迹杂交及微阵列反应所需模板量的1/100 ~ 1/1 000；此技术操作简单，24h内可出结果，自动化程度高，有相应的数据分析程序；其检测结果稳定可靠；此方法也适用于石蜡包埋或福尔马林浸泡过的标本。由于精确度高，重复性好、操作简便及通量大等特点，MLPA已广泛应用于基因诊断等多个研究领域，如染色体数目异常、遗传性疾病、基因缺失、重复、基因甲基化检测等。

八、数字PCR技术

数字PCR是在实时荧光PCR基础上发展起来的微量DNA分子定量技术，通过将单个DNA样品反应液分成几百到百万份，分配到不同的反应单元，每个单元包含一个或多个拷贝的目标分子（DNA模板），在每个反应单元中分别对目标分子进行PCR扩增，扩增结束后对各个反应单元的荧光信号进行统计学分析。与实时荧光PCR不同的是，数字PCR技术不依赖于校准物制备的标准曲线确定未知样品的浓度，因此，在实际应用中，不受到校准品与样品间背景不同产生偏差的影响，实现绝对定量分析，并且可以检测到低拷贝数的目标DNA分子，极大程度地提高了PCR的扩增效率。

数字PCR一般包括两部分内容，即PCR扩增和荧光信号分析。在PCR扩增阶段，与传统技术不同，数字PCR一般需要在扩增前将样品稀释到单分子水平，并平均分配到几百至几万、百万个单元中，保证每个单元中平均含有一个或两个DNA模板，随后在扩增过程中荧光探针产生特异性信号，完成PCR扩增反应。在荧光信号分析阶段，数字PCR采用直接计数的方法进行定量分析，也就是在PCR扩增结束后有荧光信号（产物）记为1，无荧光信号（产物）记为0，有荧光信号的反应单元中至少包含一个目标分子。理论上，在样品中的目标DNA浓度极低的情况下，有荧光信号的反应单元数目等于目标DNA分子的拷贝数。但是，通常情况下，数字PCR的反应单元中可能包含两个或两个以上的目标分子，这时可以采用泊松概率分布公式进行计算。该技术通过PCR扩增前的样品单分子间稀释分离，消除了本底信号的影响，提高低丰度靶标的扩增灵敏度（Sanders，2011），能在不依赖于标准物质的情况下准确检测出DNA的模板拷贝数，其检测灵敏度高、定量准确。

第六章　分子杂交技术

分子杂交技术是在1975年首先由英国爱丁堡大学的E.M.Southern教授提出的，现如今已经成为分子生物学领域和临床研究中应用最为广泛的技术体系之一。核酸分子杂交（Nucleic Acid Hybridization）是指把不同的DNA单链分子放在同一溶液中，或把DNA与RNA放在一起，只要在DNA或RNA的单链分子之间存在着一定程度的碱基配对关系，就可在不同的分子间形成杂化双链，即杂交分子。核酸分子杂交具有灵敏度高、特异性强等优点。现在，分子杂交技术广泛应用于生命科学领域研究、探索生命的奥秘，是诊断和治疗疾病的重要依据。

第一节　核酸分子杂交

一、核酸分子杂交的基本原理

20世纪60年代核酸杂交技术开始兴起。在细胞中，两条DNA分子上的碱基根据A: T和C: G配对的原则结合为螺旋状双链结构，这种双链结构相对于单链结构要更稳定。核酸杂交的原理就是根据以上碱基配对的原则，使得单链的DNA分子之间、单链RNA分子之间，或者单链DNA和单链RNA分子之间形成相对稳定的双链核酸结构。

最初探针与靶序列的杂交在溶液中进行，然后通过密度梯度离心方法分离和检测杂交体。这种方法费时费力，精确度差。随后，核酸杂交由液相杂交改良为固相杂交。接下来随着固定滤膜不断地改进，固定效果得到了不断提高。硝酸纤维素（NC）膜上和早期的核酸探针也多为非特异性的，往往用于比较不同基因组之间复杂度和相似性；探针标记多采用放射性标记，因此在操作上多有不便。20世纪末，基因克隆技术取得了突飞猛进的发展。大量基因被克隆，特异性探针的合成成为一种普通方法。固相化学技术和核酸自动合成仪的诞生使得制备寡核苷酸探针变得快捷和廉价。加上限制内切酶的大量使用使得制备各种大小和特异性探针成为可能，杂交的重复性和定量分析的可信度大大提高。

目前，核酸探针的放射性标记物已经由非放射性的荧光素或酶等标记物所取代。杂交信号的检测技术也越来越精确和便于定量。

二、核酸探针

生物化学和分子生物学实验技术中的探针（probe）是用于指示特定物质（如核酸、蛋白质、细胞结构等）的性质或状态的一类标记分子。核酸探针是带有标记物且序列已知的核酸片段，能与待测核酸中的特定序列特异杂交，形成的杂交体可以检测。核酸探针是否合适是决定核酸杂交分析能否成功的关键。合适的核酸探针具备以下条件：特异性高，只与待测核酸样品中的互补序列杂交；为单链核酸，双链核酸探针使用前要先变性解链；带有标记物，标记物稳定且灵敏度高，检测方便。

（一）核酸探针种类

根据来源和性质的不同，可以把核酸探针分为基因组DNA探针、RNA探针、cDNA探针和寡核苷酸探针等。

1.基因组DNA探针。可以直接从基因组文库中选取目的基因克隆，经过酶切制备；也可以通过聚合酶链反应扩增基因组DNA中的目的基因序列制备。基因组DNA探针包含目的基因的全部序列或部分序列，是最常用的DNA探针。制备基因组DNA探针应尽量选用编码序列，避免选用非编码序列，因为非编码序列特异性低，会得到假阳性杂交结果。

2. RNA探针。可以用带有噬菌体DNA启动子的质粒载体制备。RNA探针具有以下特点：单链核酸探针不会自身退火，杂交效率较高，杂交体的稳定性更好；不含高度重复序列，所以非特异性杂交也较少；杂交之后可以用RNase降解游离的RNA探针，从而降低本底（background，这里指样品背景的信号值）。不足：标记复杂，容易降解。

3. cDNA探针。不含内含子等非编码序列，所以特异性高，是一类较为理想的核酸探针，尤其适用于研究基因表达。不过cDNA探针不易制备，因此使用不广。

4.寡核苷酸探针。根据已知核酸序列人工合成的DNA探针，或根据编码产物氨基酸序列推导并合成的简并探针（degenerate probe，编码同一氨基酸序列的寡核苷酸的混合物），具有以下特点：复杂性低，因而杂交时间短；单链DNA探针不会自身退火；多数寡核苷酸探针长度只有17～30nt，只要其中有一个碱基错配就会影响杂交体的稳定性，因而特别适用于分析点突变。

（二）核酸探针标记物

作为探针的核酸片段必须进行标记才能检测和追踪到待测核酸的存在。探针的标记技术有许多种，但总的可以归为两大类：放射性标记和非放射性标记。一个理想的核酸探针在标记后应该具有以下特性：①高度灵敏性和高度特异性，便于杂交后的检测；②不影响核酸探针的物理化学性质；③较好的化学稳定性，易保存；④对环境无污染，对人体健康无危害。探针标记技术与核酸杂交技术相结合产生了多种多样的检测核酸序列的实验方法，这些方法是目前分子生物学研究和临床检验中必不可少的重要手段。

1.放射性标记

放射性同位素是目前分子生物学研究中最常用的标志物。它标记的探针灵敏度极高，可检测到$10^{-18} \sim 10^{-4}$g 的核酸物质。放射性核素标记后不会影响探针与待测核酸之间碱基配对的特异性和稳定性，并且假阳性率低。目前，常用的标记同位素有^{32}P、^{3}H 和^{35}S 等。可根据标记的方法、检测手段及同位素自身的物理性质加以选择使用。但是，放射性同位素标记法的主要缺点一方面在于半衰期较短，给探针的制备和保存带来不便；另一方面，放射性元素容易造成环境污染，如果防护不慎，对操作者有一定程度的伤害。

2.非放射性标记

非放射性标记虽然杂交反应后的检测较为烦琐，但相对安全可靠，探针可以反复使用而且不受时间限制，灵敏度也接近放射性标记，因而很受欢迎。常用的标记物有半抗原类的生物素、地高辛等，半抗原标记可以通过抗原抗体反应，利用抗体偶联的碱性磷酸酶催化不同的底物进行显色反应或产生可发出荧光的物质。以生物素为例，它是一种小分子水溶性维生素，核苷酸的生物素衍生物（如在尿嘧啶环的C-5位置上通过11-16碳臂共价，连接一个生物素分子就形成生物素-UTP或生物素-dUTP）可以作为标记物前体掺入核苷酸，掺入方法与同位素标记反应相同，且掺入后不影响核酸合成及杂交时的碱基配对特性。杂交后，杂合分子中杂交链上的生物素可以用抗生物素蛋白即亲和素（avidin）或链亲和素（streptavidin）来检出。二者都有4个分别独立的生物素结合位点，具有极高的结合能力，比一般的抗原-抗体间亲和力大10^6倍。抗生物素蛋白与可催化颜色反应的碱性磷酸酶偶联，在杂交完成后，就可以通过磷酸酶催化的显色反应直接看到实验结果或者经酶促发光底物降解，产生荧光，再经X光片曝光观察结果。如图6-1所示。使用发光底物，检测的灵敏度与放射性同位素接近，所需要的时间比放射性自显影更短，同时操作安全，稳定性和重复性好，杂交后产生的背景比同位素低，已越来越被众多实验室采纳和应用。

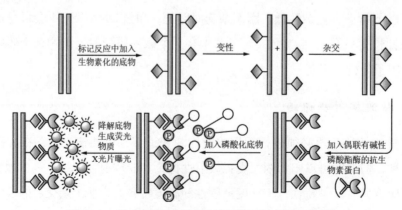

图6-1　生物素标记探针检测核酸过程示意图

（三）核酸探针标记法

用分子杂交方法对特定核酸序列检测时，须将杂交链中的一条用某种可检测的分子标记。标记包括放射性标记和非放射性标记两大类。

1.核酸探针的放射性标记

（1）缺口平移标记法

它是利用大肠杆菌DNA聚合酶Ⅰ全酶的多种酶活性（同时具有5′→3′的DNA聚合酶活性和5′→3′核酸外切酶活性），将标记的dNTP掺入到新合成的DNA探针中。

缺口平移（nick translation）标记法基本过程：首先用极微量脱氧核糖核酸酶（DNase）Ⅰ在双链DNA探针的一条链上随机制造一些缺口，缺口处形成3′-OH（羟基）末端；再按碱基配对的原则，在大肠杆菌DNA聚合酶Ⅰ的5′→3′ DNA聚合酶活性催化下将新核苷酸加在3′-OH上，同时DNA聚合酶Ⅰ的5′→3′核酸外切酶活性可将缺口5′端核苷酸依次切除，3′端核苷酸的加入和5′端核苷酸切除同时进行，结果是缺口进行了平移。

如在反应体系中含一种或多种（一般是一种）放射性标记核苷酸（通常为$[\alpha\text{-}^{32}P]\text{-}$ dCTP）和其他几种非标记的普通dNTP作底物，则新合成的核苷酸链中原来不带放射性标记的dCMP均被$[\alpha\text{-}^{32}P]\text{-}$dCMP所替代，也就是放射性标记核苷酸使这一DNA片段具有放射性。通过本法通常可制备放射比活性达10^8cpm／μg的^{32}P标记DNA。

（2）随机引物标记法

随机引物（Random Primer）是一定长度（6～10nt）寡核苷酸部分随机序列或全部随机序列的集合，可以为各种DNA序列的合成提供引物。如果合成时应用的是标记dNTP，则合成的就是标记产物，可以作为DNA探针，这就是DNA探针的随机引物标记法（Random Priming）。

随机引物标记法基本过程：首先将DNA探针模板变性，与随机引物退火；然后加Klenow片段，以一种标记dNTP和三种普通dNTP为原料，合成标记DNA；最后变性解链，获得DNA探针。

随机引物标记法可以合成各种长度的标记DNA探针，适用于一般的杂交分析。与切口平移标记法相比，随机引物标记法标记效率高，且只需要一种酶——Klenow片段，合成的标记DNA探针长度更均匀，在杂交分析中重复性更好，因而成为DNA探针标记的首选方法。

（3）聚合酶链式反应（PCR）标记法

在底物中加入$[\alpha\text{-}^{32}P]\text{-}$dCTP及其他非标记的dNTP，则探针DNA在PCR反应过程中即可得到很好的放射性标记，同时还可进行大量扩增，尤其适合于探针DNA浓度很低的情况。PCR标记技术特别适用于大规模检测和放射性标记。该法缺点是要合成一对特异性PCR引物，如是放射性标记则须注意防止放射性同位素污染仪器和环境。此法标记的DNA探针比活性较高。

（4）末端标记

直接将探针分子的某个原子替换为放射性同位素原子，或直接在探针分子上加上标记的原子或复合物，这种直接标记一般是在探针分子的末端进行，也称为末端标记。经过末端标记的核酸分子除作为杂交探针外，更多的用于RNA S1作图以及用作引物延伸反应中的标记引物。

DNA片段的末端标记主要通过酶促反应来完成。其方式有很多种，如Klenow DNA聚合酶和T4或T7 DNA聚合酶在对DNA片段进行末端补平反应，或平末端的置换反应时，可引入标记的核苷酸。T4多核苷酸激酶可在DNA的5′末端引入标记的磷酸基团，或将5′的磷酸基团用标记的磷酸基团来置换，末端转移酶可在DNA的3′末端连接标记的核苷酸。

合成的寡核苷酸主要通过T4多核苷酸激酶在5′末端引入标记的磷酸基团，或利用末端转移酶在3′末端连接标记的核苷酸，或用Klenow DNA聚合酶做引物延伸反应，用合成的更短的寡核苷酸做引物，或合成两个部分互补的寡核苷酸使之互为引物互为模板，在DNA合成的过程中引入标记的核苷酸。

2.生物素探针的化学标记方法

（1）用光敏生物素来标记核酸探针

该方法是先将一光敏基团连接到生物素分子上，制备出光敏生物素，然后将光敏生物素与待标记的核酸混合，在一定条件下用强可见光照射约15min，此时光敏生物素与核酸之间形成一种牢固的连接（可能是共价连接），获得生物素标记的核酸探针。

这种标记方法有如下优点：不需要酶系统，可以在水溶液中直接光照标记单链、双链DNA及RNA分子，简便易行可大量标记，且获得的标记探针呈橘红色，便于观察；探针稳定性好，-20℃保存12个月不发生变化；可标记100bp以上的核酸探针，标记物的检测灵敏度可达0.5 ~ 5pgDNA。

（2）过氧化物酶、碱性磷酸酶的化学法直接标记

其原理是：聚亚乙基亚胺是一个带有许多伯胺基的多聚体，利用聚苯醌使聚亚乙基亚胺与酶分子交联，这样酶分子上就多了一个带正电荷的部分，该部分能与单链DNA（带负电荷）发生静电结合，最后经过戊二醛的交联作用使酶与DNA之间共价结合，由此得到酶直接标记的探针。

三、常用的核酸分子杂交技术

（一）Southern 印迹杂交

Southern杂交是一种用来检测DNA样本中是否含有某种特异性序列的检测技术，常用于检测基因组中是否含有某个基因或某种序列，及是否存在与探针序列相同或相似的序列。Southern印迹杂交技术是经典的基因分析方法，被广泛地用于基因组DNA的定性和定量分析、基因突变、基因多态性分析、克隆基因的限制酶图谱分析等。

Southern印迹杂交的基本方法是将DNA样品用限制性核酸内切酶消化后，经琼脂糖凝胶电泳分离片段，然后经碱变性，Tri s缓冲液中和，通过毛细作用将DNA从凝胶中转印至硝酸纤维素滤膜上，烘干固定后即利用DNA探针进行杂交。附着在滤膜上的DNA与32 P标记的DNA探针杂交，利用放射自显影术确定探针互补的每条DNA带的位置，从而可以确定在众多酶解产物中含某一特定序列的DNA片段的位置和大小。被检对象为DNA，探针为DNA或RNA。

Southern印迹法操作步骤：①待测DNA样品的制备、酶切；②待测DNA样品的琼脂糖凝胶电泳分离；③利用变性法将凝胶中DNA变性；④Southern转膜，利用硝酸纤维素（NC）膜或尼龙膜来转膜，使用方法有毛细管虹吸印迹法、电转印法、真空转移法；⑤探针的制备；⑥Southern杂交及杂交结果的检测。

（二）Northern 印迹杂交

1977年，美国斯坦福大学的J．C．Alwine等建立了以RNA为靶核酸的印迹杂交技术，是将待测RNA样品经电泳分离后转移到固相支持物上，然后与标记的核酸探针进行杂交，对靶RNA进行定性和定量分析的方法。因为与Southern印迹杂交技术十分类似，被称为Northern印迹杂交（Northern blotting）。

Northern印迹杂交过程中所产生的带标记的条带可用X-光胶片检测。如果未知RNA旁边的泳道上有已知大小的标准RNA，就可以知道与探针杂交发亮的RNA条带的大小。Northern印迹还可以告诉我们基因转录物的丰度，条带所含RNA越多，与之结合的探针就越多，曝光后胶片上的条带就越黑，可以通过密度计测量条带的吸光度来定量条带的黑度，或用磷屏成像法直接定量条带上标记的量。

Northern印迹杂交方法可用于对样品中总RNA或特定mRNA分子进行定性、定量分析，是研究基因表达在转录水平的调节以及cDNA合成的重要手段。

（三）斑点杂交

斑点印迹杂交（Dot Bloting）是在Southern印迹杂交的基础上发展而来的快速检测特异核酸（DNA或RNA）分子的杂交技术。

斑点印迹杂交的做法是将核酸样品变性后直接点样于滤膜表面，再与标记的探针进行杂交的方法以检测核酸样品中是否存在特定的DNA或RNA。斑点杂交方法减少了琼脂糖凝胶电泳和印迹过程，简单、快速，同一张膜可检测多个样品，对于核酸粗提样品的检测效果较好。缺点是不能鉴定所测基因的相对分子质量，而且特异性不高，有时会出现假阳性。

斑点杂交适合半定量分析，多用于病原体基因检测，也可检测人类基因组中的DNA序列。

（四）原位杂交

原位杂交（*in situ* hybridization）是将标记的核酸探针与固定在细胞或组织中的核酸进行杂交，对核酸进行定性、定位和相对定量分析的方法。其优点是不需从组织或细胞中提取核酸。能完整保持细胞或组织形态；可以对组织中的单一细胞进行研究，对含量极低的靶序列灵敏度高；可同时检测多个探针。原位杂交可以确定探针的互补序列在细胞内或染色质上的空间位置，具有重要的生物学和病理学意义，可对细胞亚群分布和动向及病原微生物存在方式和部位进行分析。

原位杂交根据杂交对象的不同分为菌落原位杂交和组织原位杂交。

1.菌落原位杂交

菌落原位杂交是指将转化或感染后的菌落影印在滤膜上，用碱裂解释出DNA，中和后洗净烘干，再用放射性同位素标记的DNA或RNA探针进行杂交，放射自显影检测菌落杂交信号，并与平板上的菌落对位，在保留的原菌落的平板上挑取阳性菌落进行扩增。该方法主要用于重组细菌克隆的筛选。

2.组织原位杂交

组织原位杂交（tissue in situ hybridization）是指针对组织或细胞的原位杂交，其基本原理是利用经标记的已知序列核酸探针与组织切片、细胞涂片、培养细胞或染色体标本中的靶核酸进行分子杂交。通过检测标记探针在组织、细胞中的分布，进而分析靶基因及其转录产物在细胞中的定位和含量。

（五）狭缝杂交法

与斑点印迹一样的原理，斑点印迹为圆形，而狭缝印迹为线状。一般来说，斑点印迹更为清晰，定量更为准确。

四、核酸分子杂交技术在食品微生物检测中的应用

核酸分子杂交技术的适用范围如下：

（1）用于检测无法培养、不能用作生化鉴定、不可观察的微生物产物以及缺乏诊断抗原等方面的检测，如肠毒素基因。

（2）用于检测同食源性感染有关的病毒病，如检测肝炎病毒，流行病学调查研究，区分有毒和无毒菌株。

（3）检测细菌内抗药基因。

（4）分析食品是否会被某些耐药菌株污染，判定食品污染的特性。

（5）细菌分型，包括rRNA分型。

随着食品微生物检测技术的发展，核酸分子杂交技术已被更加频繁地应用到大肠杆菌、沙门氏菌、金黄色葡萄球菌等食源性病菌的检测中来，其特点是特异、敏感而又没有放射性、且因不需要进行复杂的增菌和获得纯培养而节省了时间，减少了由质粒决定的毒力丧失的概率，从而提高了检测的准确性。

第二节　杂交信号的检测

杂交信号的检测是核酸分子杂交过程的最后一步，滤膜经洗脱后，须根据核酸探针标记物的不同，选择适宜的方法进行杂交信号的检测，以呈现杂交结果。

一、放射性核素探针的检测

放射性核素探针杂交结果的检测有两种方式：一是放射自显影，另一种是液闪计数法。

（一）放射自显影

放射自显影是利用放射线在X线胶片上的成影作用来检测杂交信号。其基本过程如下：杂交洗膜结束后，取出杂交膜，在滤膜的一定部位进行标记，以利于杂交结果的定位；将滤膜用保鲜膜包好，置暗盒中；在暗室里，将磷钨酸钙增感屏前屏置于滤膜下，光面朝上，将1～2张X线胶片压在杂交膜上，再压上增感屏后屏，光面对着X线胶片，盖上暗盒，置一70℃低温冰箱中曝光（自显影）适当时间，根据放射性的强弱曝光一定时间后，在暗室中取出X线胶片，进行显影、定影后，在X线胶片上可见黑色条带；如果曝光不足，可再压片，重新曝光；放射自显影时，曝光时间取决于样品放射性的强度，大多数

情况下必须进行多次不同时间的曝光实验，凭经验确定。

（二）液闪计数法

液闪计数法是将漂洗结束后的杂交膜剪成小块（每份样品一块），真空干燥后装入闪烁瓶。加入 2 ~ 5mL 闪烁液，以与样品模块相同大小的无样品模块作为本底对照，在液体闪烁计数器上自动计数。液闪计数法主要用于斑点杂交、狭缝杂交及比对两个杂交信号的强弱。

二、非放射性探针的检测

采用非放射性核素标记的探针进行杂交时，可直接在膜上显色，呈现杂交结果。非放射性探针的标记物不同，其检测体系和方法也不同。如使用荧光素标记的探针，可直接通过荧光显微镜或荧光检测系统检测荧光信号；酶直接标记的探针，可通过酶作用于底物进行直接检测；而对于半抗原类标记物，不能直接被检测，须经两步反应将非放射性核素标记物与检测系统偶联。第一步称为偶联反应，第二步称为显色反应。

（一）偶联反应

偶联反应即核酸探针与检测体系发生偶联反应。对于膜印迹杂交结果的检测，酶联免疫检测体系最为常用。前面已介绍目前用于膜印迹杂交的非放射性核素标记物如生物素和地高辛，均属于半抗原。生物素可与卵白亲和素（avidin，A）或链霉亲和素（streptavidin，SA）特异性结合，形成稳定的复合物，后者出现的非特异性结合明显少于前者。地高辛可与抗地高辛抗体稳定结合。因此，在实验中，首先用特定的酶标记亲和素或抗地高辛抗体，使之成为酶标亲和素或酶标抗地高辛抗体，最后通过酶作用于底物显色来判定杂交结果。

根据酶偶联反应的机制不同，可分为直接亲和法、间接亲和法和间接免疫亲和法。直接亲和法＝靶基因＋生物素标记探针＋酶标亲和素＋底物显色；间接亲和法＝靶基因＋生物素标记探针＋亲和素＋生物素化酶＋底物显色；间接免疫亲和法＝靶基因＋生物素标记探针＋第一抗体＋生物素化第二抗体＋亲和素－生物素化酶复合物＋底物显色。

（二）显色反应

1.酶促显色法

酶促显色法是最常用的显色方法。通过酶促反应使其底物形成有色反应产物。最常用的酶是碱性磷酸酶（alkaline phosphatase，ALP）和辣根过氧化物酶（horseradish peroxidase，HRP）。

2.荧光检测法

荧光检测法主要用于荧光素探针的原位杂交检测。

3.化学发光法

化学发光是指在化学反应过程中伴随的发光反应。目前，化学发光酶免疫技术中常用的酶有辣根过氧化物酶（HRP）和碱性磷酸酶（ALP）。HRP常用的发光底物是鲁米诺，HRP催化鲁米诺/H_2O_2，伴随发光反应（产生光子）。ALP常用的发光底物是3-（2-螺旋金刚烷）-4-甲氧基-4-甲基-4-（3-磷酸氧基）-苯基-1，2-二氧乙烷（AMPPD），AMPPD在碱性条件下，被ALP催化降解伴随发光反应。在暗室里，与杂交膜结合的酶（HRP或ALP）催化发光底物降解产生的光可使X线胶片曝光，通过放射自显影，显示杂交结果。该法灵敏度高，X线胶片的显影清晰、快速。商品化的检测试剂盒可用于非放射性核素标记物探针杂交结果的检测，可从有关的生物公司获得。

综上所述，探针的标记和检测方法多种多样，各有其特点和适应范围，应根据实验要求综合考虑，选择适宜的标记及检测方法。

第三节　基因芯片技术

基因芯片（Gene Chip）又称为DNA芯片，它是最早开发的生物芯片。基因芯片还可称为DNA微阵列（DNA microarray）、寡核苷酸微阵列（oligonucleotide array）等，是专门用于检测核酸的生物芯片，也是目前运用最为广泛的微阵列芯片。

一、基因芯片技术的基本原理

基因芯片技术主要是基于杂交测序原理研制而成的，是一种使待分析样品与芯片中已知碱基顺序的片段互补杂交，从而确定样品中的核酸序列和性质，并对基因表达量及其特性进行分析的技术。具体来说，首先是将大量的DNA探针高密度有序地排列在固相载体上，称之为基因芯片，将标记的样品与固定在芯片上的探针杂交，通过对杂交信号的比对和检测，可获得样品的基因序列和表达水平的信息。由于此技术同时将大量探针固定于支持物上，所以可以一次性对大量样品序列进行检测和分析，而且通过设计不同的探针阵列、使用特定的分析方法可使该技术应用于基因表达谱测定、实变检测、多态性分析、基因组文库作图及杂交测序等。

基因芯片按照探针不同可分为寡核苷酸芯片和cDNA芯片；按用途可分为表达谱芯片、诊断芯片、指纹图谱芯片、测序芯片和毒理芯片等；按基因芯片所用的载体材料可分为玻璃芯片、硅芯片、陶瓷芯片。

基因芯片法具有许多优点，比如较低的检测成本、较高的检测效率和检测水平等。自1991年美国Affymetrix公司首次将基因芯片技术进行实际运用后，基因芯片技术开始迅速发展，现已成为常用的转基因食品检测方法。[①]

二、基因芯片技术的基本操作

基因芯片技术的基本操作主要分为四个基本环节：芯片制作、样品制备和标记、分子杂交、信号检测和数据分析。

（一）芯片制作

这是该项技术的关键，它是一个复杂而精密的过程，需要专门的仪器。根据制作原理和工艺的不同，制作芯片目前主要有两类方法。

第一种为原位合成法，它是指直接在基片上合成寡核苷酸。这类方法中最常用的一种是光引导原位合成法，所用基片上带有由光敏保护基团保护的活性基团。制作过程：首先，用掩模（mask）遮盖基片，只暴露特定阵列位点，再用光照除去暴露位点的光敏保护基团，使活性基团游离；其次，加入一种被光敏保护基团保护的核苷酸，并化学连接到游离的活性基团上；最后，重复上述步骤，即根据设计程序更换掩模，用光照使特定阵列位点（包括已经连接的核苷酸）的活性基团游离，加入被保护的核苷酸，并化学连接到游离的活性基团上，就能在不同位点合成不同序列的寡核苷酸探针（20～60nt），最终制成基因芯片。原位合成法适用于寡核苷酸，但是产率不高。

第二种为微量点样法，一般为先制备探针，再用专门的全自动点样仪按一定顺序点印到基片表面，使探针通过共价交联或静电吸附作用固定于基片上，形成微阵列。微量点样法点样量很少，适合于大规模制备eDNA芯片。使用这种方法制备的芯片，其探针分子的大小和种类不受限制，并且成本较低。

（二）样品制备和标记

样品制备和标记是指从组织细胞内分离纯化RNA和基因组DNA等样品，对样品进行扩增和标记。样品的标记方法有放射性核素标记法及荧光色素法，其中以荧光素最为常用。扩增和标记可以采用逆转录反应和聚合酶链反应等。

在目前的基因芯片技术中，一般将待测样品和对照样品分别用Cy3（$\lambda_{ex} = 554nm$，$\lambda_{em} = 568nm$）和Cy5（$\lambda_{ex} = 649nm$，$\lambda_{em} = 666nm$）进行标记，这样与芯片杂交之后可以清楚地分析两种样品基因表达谱的异同。

① 赵淑娟，沈松松，刘思中．食品检测技术在转基因食品中的应用［J］.中国食品，2022（12）：113-115.

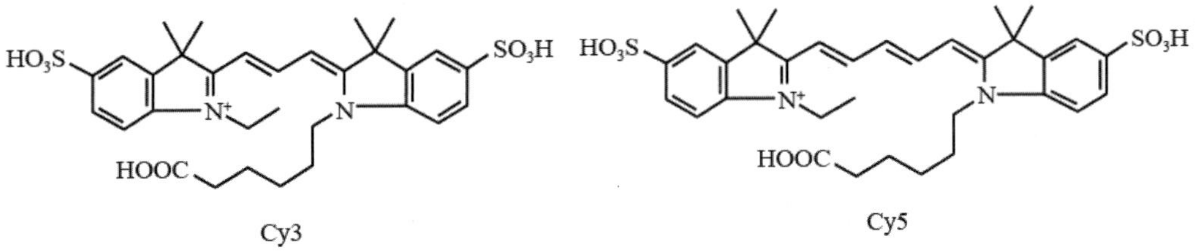

图6-2

（三）分子杂交

分子杂交是指将标记样品液滴到芯片上，或将芯片浸入标记样品液中，在一定条件下使待测DNA与芯片探针阵列进行杂交。杂交条件包括杂交液的离子强度、杂交温度和杂交时间等，会因为不同实验而有所不同，它决定着杂交结果的准确性。在实际应用中，应考虑探针的长度、类型、G／C含量、芯片类型和研究目的等因素，对杂交条件进行优化。

（四）信号检测和数据分析

对完成杂交和漂洗之后的芯片进行信号检测和数据分析基因芯片技术的最后一步，也是生物芯片应用时的一个重要环节。分子杂交之后，用漂洗液去除未杂交的分子。此时，芯片上分布有待测DNA与相应探针结合形成的杂交体。基因芯片杂交的一个特点是杂交体系内探针的含量远多于待测DNA的含量，所以杂交信号的强弱与待测DNA的含量成正比。用芯片检测仪对芯片进行扫描，根据芯片上每个位点的探针序列即可获得有关的生物信息。

三、基因芯片的应用

基因芯片技术作为一种多基因分析的技术具有独一无二的优势，可以同时分析成千上万的基因数据，这种高通量模式使得基因研究效率也成千上万倍地突增，在生命科学研究领域中担负着极其重要的使命，自其问世起就得到了广泛的应用，被评为21世纪最有发展前途的20项高新技术之一。目前主要应用于以下领域：

（一）基因表达分析

基因芯片技术在分析基因的表达中具有不可比拟的优势，NIH首脑瓦默斯（Harold Varmus）在美国细胞生物学1998年年会上说："在基因芯片的帮助下，我们将能够监测一个细胞乃至整个组织中所有基因的行为。"

基因芯片具有高度的敏感性和特异性，可以在一张芯片上对基因组的全部基因或表达序列标签进行检测，研究众多基因表达与否及其表达丰度，而且能用很少的样品提供有关基因差异表达的信息，这对疾病的诊断、治疗提供了有用的信息。

（二）基因组测序

基因芯片可以进行高效快速测序，测序原理是杂交测序法。在一块基因芯片表面固定了序列已知的八核苷酸的探针，当溶液中带有荧光标记的核酸序列与基因芯片上对应位置的核酸探针产生互补匹配时，通过确定荧光强度最强的探针位置，获得一组序列完全互补的探针序列，据此可重组出靶基因的序列。

（三）基因型和多态性分析

不同种群和个体之间，基因型有多种，而这往往与遗传性疾病有着密切的关系，分析这些基因的多态性与生物功能和疾病的关系是研究的方向之一。由于大多数遗传性疾病是由多个基因同时决定的，用传统的方法分析起来很难，而基因芯片可以同时对数千甚至更多个基因进行分析，通过基因芯片SNP（单核苷酸多态性）定位试验，可以确定基因多态性和疾病的关系、致病的机制和病人对治疗的反应等。对于许多与人类疾病密切相关的致病微生物，也可对其进行基因型和多态性分析。

（四）疾病的诊断与治疗

从分子生物学的角度看，外源基因的侵入和内源基因的突变引起的基因变化导致了疾病的发生。使用基因芯片技术对基因及其异常表达的分析研究疾病，有助于阐明疾病的发生、发展规律，使疾病的诊断更简便高效。肿瘤是利用基因芯片研究最多的疾病，利用基因芯片技术可随时获取肿瘤细胞生长各期与肿瘤生长相关的基因表达模式，同时还可以比较正常细胞和肿瘤细胞中相关基因表达的变化，发现新的肿瘤相关基因，作为药物筛选的靶标。

（五）药物的研究和开发

基因芯片可以对生物体的多个参数同时进行研究以发掘药物靶点，同时可以获取大量其他相关信息。基因芯片技术能够直接分析用药前后不同组织、器官基因表达谱的变化，构建基因表达图谱，而不需要对化合物的作用机制充分了解，通过基因表达的增加或减少，分析病理学、生理学的原因，高效率地筛选出新的药物或先导化合物，省略了大量的动物实验，缩短药物筛选周期，从而促进新药的研发。

第七章 微生物群落结构分析

微生物群落在生态、农业、健康等方面发挥着非常重要的作用，比如直接导致癌症的发生和发展。同时，微生物还能作为治疗癌症的一个重要手段。对人体微生物群落的研究将在癌症的防治中发挥越来越重要的作用。而研究微生物群落结构主要是对其多样性（包括表型多样性和基因型多样性）进行分析。

第一节 FISH 技术

一、荧光素发光原理

荧光素是一种化学物质。这种物质在一个适当波长的光源照射下，每当吸收一个光子的能量就处于电子激发态，并产生一个短暂的构象变化和部分激发态能量的散失，随后产生一个能量更低、波长更长的光子，这种能量和波长激发和转化的不同称为Stoke转换。检测系统光源的波长同激发光源波长不同是荧光图像的一个重要因素。Stoke转换受荧光素物理性能的影响，例如同蛋白质的共价结合、与溶解度有关的极性、疏水性、溶质的pH值等。一般来说，Stoke转换数值大的荧光素使用效果比较理想，因为这种荧光素过滤带宽，捕获敏感性也大。总之，评价一种荧光素好坏的关键是由这种荧光素的激发和发射波长、化学稳定性、对pH值变化光谱反应、滤光易感性以及量子阈值决定的。荧光素性能一般由商家提供（Molecular Probe，Amersham pHarmacia Biotech，Roche Diagnestics，等等）。滤光性是荧光素的一种重要性能，因为在普通光照射下荧光素破坏速率影响图像保存时间和检测敏感性。对于激光扫描检测系统来说，使用水银灯或氙气灯可以使图像保存时间更长，此外使用抗褪色剂或者使用光稳定性好的荧光素也可提高效果。

选择的荧光素必须同使用的激发光的波长相吻合。一般使用三种光源——水银灯、氙气灯和激光。水银霓虹灯和氙气霓虹灯发射光谱宽。水银霓虹灯波长为254nm、366nm、436nm和546nm，同常规使用的荧光素光吸收峰一致。氙气霓虹灯波长更宽，从250～1 000nm不等，而照明光波长也在这个范围内。大部分商业荧光素匹配装置为水银灯，一般情况下不使用波长在700nm以上的荧光素。当需要在不同的波长获得统一的激发态或者当荧光素激发态波长为700nm以上时才使用眠气灯而不使用水银灯。水银霓虹灯和氙气霓虹灯配备滤光片可控制到达样本光的波长。即使一些多色图像系统使用两个或三个滤光通路，但通常使用的荧光素激发光源同发射光源是不同的，虽然一些特殊物质通过荧光能量转换（FRET）可以同时满足多个荧光素激发，但是激光检测系统通常使用多个滤光片检测多个荧光素。激光不需要使用激发滤光片。通常使用的激光有两种，一是氩离子激光，其发射光波长为488nm 和514nm；另一个是氦氖激光，其发射光波长为543nm、594nm和633nm。

（一）荧光素和半抗原

荧光素不仅在激发态、发射态和光稳定性上，而且在溶解性、溶解敏感性、与蛋白共价结合后或者在不同的pH值溶液中激发和发射转移诸方面各不相同，因此在选择一些新的荧光素之前有必要进行研究。当荧光素直接和DNA探针结合时荧光素的效果不佳（如Cy3.5和Cy5.5），可能是它们影响了探针和靶基因的结合，但是当荧光素结合到第二反应物如抗体上时，效果却非常好。随着新的荧光素的不断发现，对于荧光素的选择也在不断变化着。厂家和研究者会提供一些关于新的荧光素与聚合酶相匹配的能力以及其他的关键特性，如光稳定性等。

荧光素的标记方法有两种：直接标记法和间接标记法，直接标记法是将荧光素直接与探针结合，间接标记法是将荧光素和半抗原结合后再与探针结合。直接标记法的优点是：可以快速获得实验结果，价格便宜；而间接标记法的优点是：对实验环境的要求比较宽松，但步骤复杂，所需试剂较多。荧光素和半抗原通常以酶接的方式与DNA和RNA探针结合。当待测的靶核酸数量较多时，与探针结合的荧光素相对不足，此时与dUTP连接的半抗原如生物素、地高辛或雌酮类物质可同携带荧光素的第二反应物酶接而被检测到，BrdUTP的优点是能与任何DNA聚合酶稳定结合，但仅仅当DNA处于单链状态时才能检测到，这是由双链DNA溴残基立体构象决定的。此外，通过第二反应物进行信号放大检测，必要时通过抗体三明治法（再连接一个新的抗体）级联放大信号。将荧光素结合到亲合素或者抗体上进行核酸检测与使用化学方法将荧光素直接结合到蛋白质上进行检测是一致的，目前检测步骤已经优化了，可以同时检测蛋白质和核酸。

（二）滤光片的选择

滤光片的选择相对简单，但是需要对在荧光检测下滤光片的使用方法有一个基本的了解才行。滤光片购买是成套的，一般包括激发滤光片、分色镜（分裂光束）和发射滤光片，光线首先到达激发滤光片，这种滤光片只允许可激发荧光素的波长的光滤出，过滤后的光束通过一个分色镜将光反射到样本上，然后样本（可发射荧光）被激发的光通过分色镜反射到发射滤光片。发射滤光片不但可以阻止激发光远离样本，而且还可阻止外来的不在允许波长范围内光穿过滤光片。一套好的滤光片可以来自于不同的商业渠道或者可以设计，并配备有说明材料。因为滤光片是由那些经验丰富的人设计的，而这些人熟悉发射的基本要求及分色镜和发射滤光片的各自作用，因而可供选择同荧光素匹配的滤光片范围就大了。当检测一个大样本时，必须使用不同的滤光波段狭窄的荧光素，以确保不同的荧光素之间的交叉范围最小。当只使用一两种荧光素时，可使用一些波段较宽的滤光片以增加检测的敏感性。

二、FISH 技术的基本内容

（一）FISH 的基本过程

FISH技术和其他DNA杂交技术一样，依靠标记的单链DNA探针与互补的靶DNA序列结合，进行靶基因的检测。在FISH杂交技术中，检测的靶基因是固定于载玻片上的细胞核内。这些细胞可以是中期细胞也可以是间期细胞。除了可以用悬浮细胞外，骨髓和外周血的涂片、冰冻或是包埋固定的组织切片也可用作FISH的样本。探针是用酶促的方法掺入修饰的核苷酸来标记的。在甲酰胺溶液中加热探针DNA和靶DNA，使它们变成单链（变性）；将标记好的单链DNA探针溶液加到载玻片上，用盖玻片和封片封好；置于37 ~ 40℃过夜。用甲酰胺SSC溶液洗去没杂交的探针，即可观察结果。大基因组DNA片段用作FISH的探针最好，为了抑制大片段基因组DNA中重复序列带来的非特异杂交背景，可用未标记的人基因组DNA或是经CotI酶切过的人基因组DNA预杂交。FISH可用于不同的研究，如已克隆基因或序列的染色体定位，或是未克隆基因或遗传标记的定位及染色体畸变的研究。针对不同的研究目的，需要采取不同的技术路线。

（二）优势

自20世纪80年代末，Pinkel和Heiles将FISH技术引入染色体检测领域后，FISH 技术就在临床诊断及科研工作中得到了广泛的运用，显示出与一些传统技术相比的明显优势。与传统的免疫组织化学法（IHC）相比，FISH 技术具有良好的稳定性和可重复性。此外，荧光原位杂交结果的判定借助于对荧光的颜色判断和信号计数，客观地量化了检测结果。FISH的另一个特点是可以联合应用多种标记系统，在一次杂交中可检测多种探针在染色体上的位置及探针间的相互关系，即多色FISH或多靶 FISH。与其他分子生物学检测手段相比，FISH可以在组织和细胞结构相对完整的前提下，在癌细胞原位分析单细胞核内基因的变化，同时又排除了其他非癌细胞的干扰，所以已广泛应用于肿瘤研究中的基因扩增、易位重排及缺失等的检测，在肿瘤诊断和鉴别诊断、预后和治疗监控等方面都有重要意义。

（三）基本原理

FISH技术是以荧光标记核酸片段为探针而形成的一种原位杂交技术，基本原理是荧光标记的核酸探针在变性后与已变性的DNA或RNA等靶核酸在退火温度下复性，经荧光检测体系在荧光显微镜下对待测核酸进行定性、定量或相对定位分析。

该技术结合了分子生物学的精确性、显微镜的可视性以及荧光的灵敏性。与原有的放射性同位素原位杂交技术相比，FISH技术具有以下特点：①安全、快速，特异性及灵敏度高；②探针保存时间长；③多色标记，简单直观，检测信号强；④可应用于新鲜、冷冻或石蜡包埋标本，以及穿刺物和脱落细胞等多种物质的检测。FISH技术除了已应用于医学上的染色体鉴定、基因定位和异常染色体检测等外，也广泛用于自然的微生境中监测和鉴定不同的微生物个体，同时对微生物群落进行评价。

针对微生物而言，FISH检测中最常使用的靶序列是16SrRNA。其原理是通过对已有数据库中微生物特定序列的比对分析，设计一小段（通常为15 ~ 30个碱基）用荧光物质标记过的DNA或RNA序列作为探针，然后将其与预先处理好的环境样品进行杂交，利用其与样品中同源性微生物细胞内核酸分子的碱基互补配对特性，在荧光显微镜或激光扫描共聚焦显微镜下，直接观察和探测目标微生物的空间分布与数量。

（四）分类

根据荧光素是否直接标记在探针上，将其分为直接FISH和间接FISH；根据检测的分子类型，将其分为DNA- FISH和RNA-FISH；根据标记的颜色数量，将其分为单色FISH、双色FISH 和多色FISH；根据检测标本的类型，将其分为间期染色体FISH、中期染色体FISH、染色体纤维FISH等。

三、荧光原位杂交的实验操作

（一）探针标记

FISH探针一般采用随机引物法或切口翻译法，如将PCR技术引入FISH探针标记，可使其灵敏度提高到0.25kb。应用TSA系统（Tyramide Signal Amplification）能将杂交信号再放大1 000倍，可用于单拷贝基因的定位。FISH分辨率大约为1 ~ 3Mb，如果应用强变性剂处理染色体，让DNA分子从蛋白质中分离出来，使双DNA完全伸展并黏附在玻片上，经预处理后，分辨率可达1 ~ 2kb。还可采用对分裂中期染色体进行显微解剖法（microdissect）以提高分辨率。

探针的荧光素标记可以采用直接和间接标记的方法。间接标记是采用生物素标记

DNA探针，杂交之后用偶联有荧光素亲和素或链霉亲和素进行检测，同时利用亲和素-生物素-荧光素复合物，将荧光信号放大，从而可以检测500bP的片段。直接标记法是将荧光素直接与探针核苷酸或磷酸戊糖骨架共价结合，或在缺口平移法标记探针时将荧光素核苷三磷酸掺入。

由于间接法的操作步骤较为烦琐，所以目前直接法的使用更为广泛。

（二）实验相关设备

1.荧光原位杂交成像系统，包括荧光显微镜及相应的滤光片组、分析软件。

2.42℃恒温孵箱或杂交仪、立式染缸（考普林瓶）、计时器、水银温度计。

3.恒温水浴箱、旋涡混合器、离心机、烤片机、移液器。

4.pH计或精密pH试纸、载玻片、盖玻片、0.5mL离心管。

（三）实验操作

荧光原位杂交技术总体上分为：预处理阶段、变性杂交阶段、玻片后洗阶段、复染阶段、镜检结果阶段。检测试剂盒应该使用国家食品药品监督管理局（SFDA）认可的产品。

不同公司生产的探针试验方法略有不同，由于采用不同的探针试剂，诊断技术操作方法会有差异，所以本文以Her-2探针为例，讲解其实验步骤，各实验室要开展荧光原位杂交技术应结合说明书进行操作，现介绍两种操作方法：

第一，操作步骤一（以金菩佳试剂盒为例）。

1.组织预处理

（1）组织经10%中性福尔马林固定，石蜡包埋，切片4～5μm，置于防脱载玻片上。

（2）将组织切片置于65℃烤箱内过夜。

（3）切片脱蜡至蒸馏水。

（4）30%酸性亚硫酸钠（sodium bisulfite）50℃处理组织切片20～30min；或用90℃去离子水处理组织切片20～30min。

（5）室温下于2×SSC溶液中漂洗2次，每次5min。若用90℃去离子水则省略此步。

（6）切片浸泡在蛋白酶K工作液（终浓度200μg/mL）中，37℃孵育5～30min。

（7）切片经蛋白酶K消化后，于2×SSC溶液中漂洗2次，每次5min。

（8）室温下将切片依次置于70%乙醇、85%乙醇和无水乙醇中各2min脱水。

（9）自然干燥切片。

2.变性杂交

（1）荧光原位杂交有杂交仪变性杂交和甲酰胺变性杂交两种方法。前者是用杂交仪对样本和探针进行共变性，减少人为因素的影响；后者是样本和探针分别进行变性。

（2）杂交仪变性杂交（自动操作）：设置杂交仪器共变性条件：83℃，5min，杂交条件：42℃，16～18h（不同公司探针请参考说明书）。

将探针（2.0μL）、杂交缓冲液（7.0μL）和去离子水（1.0μL）加入EP管（依据试剂说明书推荐使用），涡旋混匀后短暂离心1～3s，滴加于切片杂交区域，加盖盖玻片，用橡皮胶封边，避免产生气泡。放入杂交仪中杂交。

3.杂交后洗涤

（1）将切片置于室温50%甲酰胺/2xSSC溶液中移去盖玻片。

（2）将切片置于（46±1）℃50%甲酰胺/2×SSC溶液中，漂洗5min×3次。

（3）将切片置于（46±1）℃2xSSC溶液漂洗4min。

（4）将切片置于（46±1）℃0.1% NP-40/2xSSC中，漂洗5min。

（5）将切片置于2xSSC 5s后迅速将其置于70%乙醇中，漂洗3min。

4.复染暗处自然干燥切片后，将15μL DAPI复染剂滴加于杂交区域，立即盖上盖玻片。放置10～20min后，在荧光显微镜下选用合适的滤光片组观察切片。

第二，操作步骤二。

现介绍Abbott公司的PathvysionHer-2 DNA Probe Kit的操作方法，预处理的试剂盒为Abbott公司的Vysis Pareffin Pretreatment Reagent kit。

1.组织杂交前处理

（1）组织经10%中性福尔马林固定包埋，切片4～5μm，置于防脱载玻片上烤片60℃过夜。

（2）切片脱蜡至蒸馏水。

（3）预处理液（pretreatment solusion）80℃处理切片10min后蒸馏水洗3min，室温空气中干燥2～5min。

（4）放入37℃水浴预热的消化液（protease buffer+pepsion）中孵育10～60min后蒸馏水洗3min，室温空气中干燥2～5min。

（5）将切片梯度脱水，空气中干燥。

2.变性杂交

加适量探针于组织上盖玻片封片，用橡皮胶封片放入杂交仪中杂交过夜。设置杂交仪器共变性条件：75℃，5min，杂交条件：37℃，16～18h。

3.杂交后洗涤

（1）从杂交仪中取出昨日玻片，去掉封片胶。

（2）准备两缸wash buffer备用，在第一缸洗脱液（wash buffer）中去掉盖玻片。

（3）74℃水浴预热的第二缸洗脱液（wash buffer）中漂洗2min。

（4）空气中干燥。

4.复染

加适量DAPI复染剂于杂交区域，盖上盖玻片，置于荧光显微镜下观察。

（四）镜检结果

荧光显微镜观察，通过专用软件合成彩色图像，摄影保存FISH结果，进行结果判定：随机计数20个细胞，统计Ratio值（Ratio值＝20个细胞核中红信号总数/20个细胞核中绿色信号总数）：

Ratio＜1.8为阴性结果，提示样本无Her-2基因扩增。

Ratio＞2.2为阳性结果，提示样本存在Her-2基因扩增。

Ratio介于1.8～2.2之间时为临界值，可增加计数细胞至60～100个，或重做FISH实验来判断最终结果。

计数细胞必须是各通道信号均清晰可辨的细胞，细胞核轮廓不清或有重叠的不要分析。杂交不均匀的区域不要分析。

背景深影响信号判断的区域不要分析。

在分析石蜡切片时，分析的区域应在肿瘤细胞集中的部位（需由病理科医师认定）。

如果超过25%的细胞核内信号太弱，则该区域不要进行分析。

如果超过10%的细胞质内有信号，则该区域不要进行分析。

（五）FISH检测操作注意事项

1.组织处理须标准化，应尽可能缩短取材到固定的时间。在观察完大体标本特征后，将组织每隔5～10mm呈书页状切开充分固定，组织固定液为10%中性福尔马林缓冲液，最佳固定时间6～48h。有的公司探针超过6周的石蜡切片不宜再用于Her-2检测，有的公司探针对几年或几十年的蜡块仍可用于Her-2检测。

2.实验程序必须标准化。任何检测结果的偏差均须报告，并重新进行确认调整。

3.实验室在每一轮检测中均应使用标准化对照材料（阳性、阴性）。

4.切片在后洗液中应严格掌握温度和时间，可降低背景。

5.杂交后的玻片应注意避光，尽量不要暴露于日光灯和阳光下，存放于避光玻片盒内。根据荧光染料的不同，选择相应的荧光显微镜滤色片。

6.荧光信号容易淬灭，染色后应及时在荧光显微镜下观察结果，同时摄影保存图像。如果当时不观察，可将切片放入-20℃避光的盒内保存，两个月或更长时间仍可保持良好。

7.试剂不宜反复冻融。

8.探针使用前应先混匀后离心，注意避光。

9.报告Her-2结果的医生应相对固定。

10.在乳腺癌Her-2结果判断时，应选择浸润性病变部位。

11.在进行细胞计数信号时，应至少2个人随机判读肿瘤细胞信号，至少计数20个细胞。

四、FISH技术新进展

随着荧光原位杂交技术的广泛应用，技术本身也得到长足进步，这主要表现在以下几方面：①探针标记用荧光色素也由几种发展为几十种；②杂交步骤和过程也分别由20多步、15 h缩减为不足10步和2 h；③提高了FISH技术的分辨率：将靶目标从中期染色体发展到DNA纤维，使其分辨率由1Mb发展到1 kb；④由最初的每次杂交用一种探针发展为每次杂交用多种探针，即由单色荧光原位杂交发展为多色荧光原位杂交，这不仅大大节省了时间和试剂，也使染色体涂染分析以及建立在其基础上的比较基因组杂交，光谱核型分析成为可能，进一步拓展了FISH技术的应用领域。

（一）光谱核型分析（Spectrum Karyotype，SKY）

SKY是一种波谱影像分析方法，它运用了光谱干涉仪（interferometer）及傅立叶变换（Fourier transform），将图像中每一像素做光谱分析后再重新显示，增强了对杂交后多种荧光的辨别。其结果分显色图像和分色图像两部分，前者可于图像获取后即刻评估所有探针的杂交质量；后者用特定的SKY软件，参照每条染色体特有的光谱特征进行分析。

利用SKY技术，可同时观察和分析人类全套24条染色体，使不同染色体在同一张图像呈现不同颜色。SKY技术所用的染色体探针为全染色体涂染探针，其制备过程为流式细胞仪分选单条染色体，经DOP-PCR扩增后，用5种不同组合的荧光染料进行标记。标记好的各条染色体探针等量混合后，与中期分裂相进行原位杂交。杂交后发出的荧光经滤光片进入干涉仪，最终被CCD照相机摄取为图像。对每一像素的干涉图像经傅立叶变换后进行分析，即可得到每种发射光的光谱，对每种光谱进行分析就可得到相应的显示色和区分色；利用SKY软件对每条染色体的发射光光谱进行分析，即根据五种荧光素不同组合的发射光光谱的细微差别，使不同的染色体显示不同的颜色，从而区分人类24条不同的染色体。

利用SKY技术，能对肿瘤细胞中的染色体结构异常和数目异常进行全面分析，对染色体结构异常分析的分辨精度可达1～2Mb，为判断标记染色体的来源提供依据，克服了传统的染色体显带分析常常不能确定微小染色体、环状染色体和复杂易位染色体的来源的不足。但该技术不能检测染色体臂内倒位、部分臂间倒位、染色体缺失和较小的重复，对染色体断裂点的精确定位则必须用位点特异的DNA探针进行荧光原位杂交来验证。

（二）比较基因组杂交

比较基因组杂交（Comparative Genomic Hybridization，CGH）是先分离出正常组织和待测组织的DNA，进行DOP PCR扩增后，分别用不同的荧光色素标记（如来自正常组织的DNA标以红色，待测组织的DNA标以绿色），然后进行等量混合，并与染色体分散良好的中期相杂交，经适当洗涤后，在荧光显微镜下通过CCD和CGH分析软件分别获取杂交图像，再把两种图像进行叠加。如果叠加后染色体呈黄色，就说明正常组织和待测组织中该染色体物质含量相同，即待测组织中该染色体的数目和结构正常；如呈红色则说明待测组织中出现该染色体的缺失；如呈绿色则说明待测组织中存在相应染色体物质的扩增。与FISH相比，CGH能在一次实验中对待测样品的全部染色体扩增和缺失等检测出来，弥补了常规FISH每次只能检测部分染色体异常的不足。传统的CGH的分辨率是100kb左右，而新的微阵列CGH则提高到了20 ～ 80个碱基的水平。

但CGH不能检测平衡的染色体异常如倒位和相互易位；对染色体缺失和扩增的检测的灵敏度也有一定限制，即只有在具有某种染色体缺失和扩增的细胞的比例达到50%或以上时，才能被检测出来。此外，CGH检测到的各种染色体异常，需要用相应的染色体特异的探针进行荧光原位杂交来确认。

（三）多色荧光原位杂交（M–FISH）

多色原位杂交缩写为M-FISH，"M"一般代表"Multicolor"，有时也用于表示"Multiplex"和"Multitarget"。M-FISH的最大特点是：将不同的探针标以不同的荧光色素或（半）抗体，混合后进行荧光原位杂交，使杂交后的标本显示多种颜色。

五、FISH 技术应用时的主要问题

（一）FISH 检测的假阳性

FISH检测的精确性和可靠性依赖于寡核苷酸探针的特异性，因此探针的设计和评价十分重要。在每次FISH检测中都要设置阳性对照和与靶序列相似具有几个错配碱基的探针作为阴性对照。对于一些培养条件要求苛刻的和暂时未被培养的微生物，首先应该用杂交（如点杂交）分析探针的特异性，以确定探针设计的合理性。否则就要重新分离菌株，然后重新设计探针。此外，微生物本身的荧光会干扰FISH检测，目前在一些霉菌和酵母中发现这种自身荧光现象，此外一些细菌如假单孢菌属、军团菌属、世纪红蓝菌、蓝细菌属和古细菌如产甲烷菌也存在这样的荧光特性。这种自身荧光的特性使应用FISH分析环境微生物变得复杂。环境样品（如活性污泥和饮用水）中天然的可发荧光的生物或化学残留物总是存在于微生物周围的胞外物质中。尽管自身的背景荧光利于复染，但经常是降低信噪比，同时掩饰了特异的荧光信号。通过分析样品的自身背景荧光和避免其对FISH检测的影响是很困难的，微生物的培养基、固定方法和封固剂对荧光的信号强度均有很大的影响。使用狭窄波段的滤镜和信号放大系统可能降低自身背景荧光，不同的激发波长对自身背景荧光强度也有影响。因此，在检测未知混合菌群时要进行防止自身背景荧光的处理，以防止假阳性的发生。

（二）FISH 检测的假阴性

细胞壁的结构影响探针的渗透力，可能导致杂交信号强度降低。革兰氏阴性菌通透性较好，即使是多聚核苷酸探针也能很好地渗透到细胞内。革兰氏阳性菌则必须进行特殊的固定和前处理，以提高探针的渗透力。有时由于RNA形成三级结构，存在发夹、茎-环结构和RNA-蛋白质的复合体，使寡核苷酸探针无法接近靶序列，阻碍了杂交，这也就是在杂交中即使将RNA或DNA变性也不能获得理想结果的原因。此外由于探针设计不合理形成的自身退火或发夹结构也能导致杂交信号降低。采用PNA探针可能解决上述问题，提高杂交效果，从而避免FISH检测的假阴性。细菌细胞中rRNA含量对其杂交有较大的影响，不同种属rRNA含量变化较大，即使是同一菌株的不同生理状态其含量也不同，低的生理活性可能导致信号强度降低或假阴性。使用高亮度的荧光染料Cy3或Cy5和多重探针标记，以及应用信号放大系统或多聚核苷酸探针均可增强杂交信号。由于许多荧光染料在激发后很快就发生光熄灭，因此最好使用狭窄波段的滤镜和光稳定的荧光染料，防褪色的封固剂也是十分重要的。此外，在FISH检测中为了分析假阴性问题，可使用阳性对照探针EUB338和不产生信号的非特异性阴性探针NON338。

六、实际应用

（一）FISH 技术的临床应用

FISH技术的临床应用非常广泛，就目前应用比较普遍的有：在细胞遗传学检查中，重复序列的探针应用最多，它们是α-卫星DNA、β-卫星DNA和经典卫星DNA探针。α-卫星探针主要检测人染色体的着丝粒，β-卫星DNA位于顶端着丝粒染色体及9号染色体的异染色质周围。经典卫星DNA（classic-satellite DNA）有着AATGG短片段重复，位于染色体1、9、15、16和Y染色体长臂的异染色质周围。后两类探针除可用于染色体数目检查外，还可用于上述部位精细改变的检查。三种探针产生的荧光信号都在染色体着丝粒或附近，因此常用来鉴定染色体数目的改变，尤其是产前诊断中对羊水细胞的鉴定，羊水细胞可不经培养直接做FISH检查，发现21三体（（Down综合征）、18三体（Edward综合征）、13三体（Patau综合征）、45，XO（Turner综合征）和47XXY（Klin-felter综合征）。

对于微细的染色体片段缺失、易位等改变，目前已有不少探针可用于临床。如染色体4p16.3特异探针可用于确定Wolf-Hirshhorn综合征。D22S 75检测22q11.2的缺失，22q11.2缺失与Dige-orge综合征、Velocardio facial（VCFS）综合征以及Iolated conotrucal defect等疾病发生有关。Proder-Willi（PwS）和Angelman（AS）综合征均具有明显智力迟钝，是由于15号染色体ql1-q13的缺失引起，目前有Prader-Willi/Angelman chromosome region探针可检测。Smith-Magcnis综合征包括有智力障碍和多种生殖系统异常等临床症状，合并有染色体17q11.2缺失。D17 S 258探针可用于诊断此一区域的缺失。William综合征是染色体7q11.23缺失导致Elastin基因的缺失，从而引起血管结缔组织异常，智力迟钝以及某些特异的精神、行为改变。采用William综合征的探针可检测这种缺失。X染色体连锁的眼白化病（Oculor lbinism）是由于XP 22.3区域缺失所致，此外这个区域的缺失还可能合并有某些基因如STS Steroid sulfatase基因和KAL（Kallmann）基因的丢失，采用DXS 1140、DXEI、STS DXEI以及KAL、DXEI探针可分别将上述三种XP22.3缺失检测出来。

在肿瘤性疾病的诊断方面，临床应用较为广泛的是慢性粒细胞白血病的m-bcr/abl易位的DNA探针。采用Dioxigenin标记位于22号染色体上的bcr基因，用Biotin标记位于9号染色体上的Abl基因，然后用红绿两种不同颜色的荧光素检测，慢粒常有染色体易位t（9；22）（q34；q11）而引起bcr和Abl基因的融合，这时，不需要检测分裂中期细胞，在间期细胞中就可以见到两种颜色信号的混合，从而可以确定是Ph阳性细胞。这尤其适合化疗后缓解的CML，极易发现残存的白血病细胞。其他如t（15；17）易位DNA探针，t（8：21）易位，DNA探针分别可用于急性早幼粒细胞白血病（APL）和急性粒细胞白血病（AML）的诊断。此外在白血病的诊断方面，还有等位17号染色体长臂iso（17q），16号染色体臂间倒位inv（16）探针等，都有商品出售。

在实体瘤方面，应用较为广泛的是HER-2/neu基因探针。1998年，美国政府FDA批准了作为基因治疗的一种单克隆抗体（Herceptin），可配合化疗来治疗部分晚期转移性乳腺癌病人，约25%～30%的乳腺癌病人有HER-2/neu肿瘤基因的放大和/或过度表达，这部分病人适合Herceptin治疗。FDA在此前一些时候批准了HFER-2/neu DNA探针在乳腺癌临床诊断上的应用。HER-2/neu肿瘤基因的放大和（或）过度表达也见于卵巢癌、子宫内膜癌，涎腺肿瘤以及胃癌等恶性肿瘤，在不久的将来，可以预见，Herceptin和 HER-2/ncu DNA探针可应用于这些肿瘤的治疗和诊断。其他一些实体瘤的肿瘤基因探针为N-myc、C-myc、INT等虽有商业出售，但目前还未用于临床。

（二）FISH技术在细胞遗传学研究中的应用

染色体X、Y、21、18和13的数量变化常与先天性疾病有关。如前所述，采用这些染色体着丝粒特异的重复序列DNA作为探针，可以确定分裂细胞或间期细胞这些染色体的数目，使用21号染色体的涂画（painting）探针，根据标记区域的大小，可以检测出Down综合征。

实体瘤的染色体研究比较困难，这是因为肿瘤细胞的分裂指数较低，而且分裂相的显带困难。在得不到足够分裂相作为分析时，使用染色体、着丝粒特异探针，对间期细胞进行染色体数量变异的分析，同样可以得到较好的结果。因此，FISH不失为一种可靠的新技术，有助于肿瘤疾病的细胞遗传研究。Hopman采用FISH技术研究膀胱癌，发现9号染色体的去失是膀胱癌早期恶变的一个标记，而在疾病进展时，有额外的1号染色体出现，同时常有四倍体改变。Dekken研究胃癌时也发现多数胃癌细胞呈现超倍体改变，而且Y染色体丢失是克隆性改变。FISH结果和DNA流式细胞仪（DNA flow cytometric）分析一致。Waltman等发现，染色体数目的改变和肿瘤的形态特征有着密切关系，如7号染色体增加常见于晚期、恶性度高的肿瘤。同时，有较高的Brdurd和PCNA标记指数。尽管这种相互之间的关系还不清楚，但可能涉及7号染色体上某种特殊基因的表达或抑制。采用多个探针，以不同的颜色标记，同时检测间期细胞，更适用于实体肿瘤细胞染色体数目改变的异质性研究。

对于G或Q显带难以确定的染色体结构改变，运用FISH技术可以帮助弄清楚这些畸变。许多通常显带方法不能归类的标志染色体，用FISH技术可以确定畸变的来源。例如，Miura等报告21例非小细胞肺癌（NSCIC）的染色体改变，其中病例1有2个标记染色体，在采用FISH检查之后，证实均来自9号染色体的短臂。Taguchi等采用靠近3p21带附近的6个不同位点的探针，比较异常的和正常的3号染色体，确定了胸膜间皮瘤3p21带的缺失，推测这个区域可能存在重要的抗癌基因，为进一步的分子生物学研究提供了重要线索。选择按一定顺序排列的基因探针，可以帮助确定倒位，尤其是臂间倒位的性质。Nelkin等报告10号染色体的臂间倒位，分别选用10q11、10p11的探针。比较他们在正常和异常染色体的位置，如正常位于10q11的探针，在inv（10）染色体上，信号出现在短臂；在短臂10p11.2的探针，信号仍在inv（10）的短臂，只是更远离着丝粒，因而可以断定倒位在短臂上的断裂点位于p11.2近端。急性白血病有16号染色体的倒位，选择两个分别位于断裂点近端和远端的粘粒探针，同时用16号染色体着丝粒探针。正常细胞荧光信号的次序是：黏粒—黏粒—着丝粒，而白血病细胞上的信号次序改变为：黏粒—着丝粒—黏粒，表明在间期细胞上发生倒位，亦即发现白血病细胞。实体瘤的染色体核型分析极为困难，这是因为常规组织培养和染色体制备很难得到足够数量和较好质量可供分析的核型，加之肿瘤染色体改变多种多样，增加了分析时的难度。采用多种颜色的FISH分析，结合适当的电脑软件，可以成功进行实体瘤复杂的核型分析。Michacl-Speicher等采用24种不同染色体DNA探针，采用了不同的荧光组合，采用电脑软件分析，可以迅速而准确地进行核型分析。因此他们认为，多颜色的FISH（M. FISH）对于复杂的染色体改变的核型，尤其是实体瘤的染色体检查具有很好的临床应用价值。

七、FISH 技术在临床病理诊断中的意义

荧光原位杂交（FISH）是一种检测速度快、敏感度高、特异性强分子细胞遗传学技术。这项技术很好地将荧光信号的高灵敏度、安全性和原位杂交的高准确性有机地结合起来，在分子细胞遗传学领域占有重要地位。FISH探针可对组织、细胞或染色体中的DNA进行染色体及基因水平的分析，样本既可以是中期染色体，也可以是间期核。弥补了传统显带技术仅能用于分析中期分裂象的不足，在检测肿瘤染色体畸变或确定畸变染色体断裂点等方面具有重要价值，因此FISH技术在临床应用前景非常广阔。

目前临床应用的FISH探针主要类型可以分为：染色体计数探针（Chromosome Enumeration Probe，CEP）、位点特异性探针（Locus-specific Indicator Probe，I.SI）。CEP用来检测异倍体，ISI探针通常用于检测缺失、重复或特定基因的扩增、易位。该技术敏感性高，它的临床运用填补了经典核型分析与分子技术之间的空白；其相对于传统遗传学诊断的优势在于，FISH是通过对间期细胞的分析检测染色体数目改变与结构畸变，因而避免了经典遗传学分析要求提供形态较好的中期分裂象的技术难点，具有更大的临床应用前景。

Abbott（Vysis）一直以来致力于FISH 探针的研发和应用，是目前全球公认的最权威的 FISH探针供应商。其产品种类丰富（达200多种）、配套试剂齐全，涉及领域包括遗传学、血液学、病理学等多方面。目前，通过FDA认证的探针产品包括24个种类，主要有乳腺癌HER2诊断产品 PathVysion，膀胱癌早期诊断复发监测产品UroVysion产品，遗传学诊断产品AneuVysion，等等，其中PathVysion、AneuVysion 产品也已通过SFDA认证。除了以上探针产品外，Abbott 还提供全自动（Xmatrx 原位杂交系统）、半自动FISH实验的解决方案（VP2000/原位杂交仪），为FISH 技术全面应用临床提供了全面可靠的技术保障。

为肿瘤患者提供准确的诊断及预后信息具有重要的临床意义。随着分子生物学技术的进步，分子探针及其标志物在其中发挥的作用越来越明显。

（一）疑难肿瘤的诊断

针对恶性肿瘤所具有的特异性染色体畸变的鉴定，能够有效提高疑难肿瘤诊断的准确性。以畸胎型神经外胚层肿瘤（AT/RT）为例，这是一种对治疗不敏感且死亡率极高的颅内肿瘤，在形态学方面它与中枢型外胚层肿瘤（MB/PNET）很难区分，尤其是发生在婴儿的AT/RT很容易被误诊为MB/PNET。但是在分子遗传学方面，其具有典型的染色体变

异，有近90%AT/RT具有染色体22q11.2的丢失。利用22q11.2的FISH探针可以有助于鉴定AT/RT，降低误诊率。

（二）复发肿瘤的监测

通过对残留肿瘤细胞检测，监测肿瘤复发情况是当前临床迫切需要解决的课题，FISH技术临床推广有可能解决这一难题。利用肿瘤细胞具有染色体数目或结构异常的特点，人们已经通过使用FISH技术检测膀胱癌尿脱落细胞中的肿瘤细胞检测，实现了对膀胱癌的复发的监测。

（三）手术切缘的判断

目前，研究者们正在探讨FTSH技术在判断手术切口边缘的应用可能性。研究发现，镜下诊断为癌旁正常组织的细胞中，有可能已经具备的染色体失衡性改变。某些肿瘤患者中，病理诊断为阴性的手术切缘依旧存在异倍体现象；在随访过程中这部分患者在3年内复发或死亡。

（四）淋巴瘤中的诊断

众所周知，近80%的淋巴瘤有某种染色体结构和数目的异常，50%左右有某种染色体易位，因此染色体是很好的诊断标志。世界卫生组织2000年发布的白血病和淋巴瘤诊断标准已经将染色体易位作为最重要的指标之一。核型分析虽然被认为是检测染色体异常的标准，但其检测需要新鲜标本且受到细胞的低分裂指数和（或）肿瘤细胞核比例影响。核型分析的复杂性、工作流程的漫长等缺点也使其不宜成为常规检测技术。FISH分析使染色体核型的分辨和鉴别能力有了很大进步，因此也提高了异常染色体核型的鉴别能力。

用FISH技术发现B细胞主要基因改变为：13q14、14q32、2q11及22q13，并发现有诊断意义的染色体异型，如滤泡型NHL中t（14；18）（q32；q21），边缘带型NHL t（11；14）（ql3；q32）；若有t（8；14）（q24；q32），则是Burkitt淋巴瘤的特异性诊断。T细胞的主要异型为14q11、7p或7q。

（五）预后的判断

染色体不稳定性与临床参数的相关性已经被大量研究所证实。乳腺癌肿HER2扩增与生存期缩短相关，就是一个很好的例证。儿童转移性视网膜母细胞瘤中N-myc基因异常也可以提示预后的不良。大范围基因组水平的分析还确定了其他的预后相关因子，更具有意义的是这项工作将有助于细化肿瘤治疗的策略。

第二节　变性凝胶电泳技术

一、DGGE 技术的基础概述

DGGE技术是一种DNA指纹技术，主要是根据长度相同但核苷酸序列不同的片段在变性凝胶中的解链行为不同而导致迁移速率有所差异，序列不同的片段滞留在凝胶的不同位置，经过显色反应后，得出DGGE指纹图谱。从理论上讲，该指纹图谱上的一个条带就代表一个微生物类群，一般能鉴别到属，有时候甚至到种，而指纹图谱上的条带数量的多寡以及条带的亮度则代表着该种微生物的多寡。因此，指纹图谱不仅直观地反映了微生物种群结构的多样性，还可判断出优势菌或功能菌。

作为一种突变检测技术，DGGE技术具有如下特点：①突变检出率高，在99%以上；②检测片段长度可达1kb，尤其适用于100 ~ 500 bp的片段；③不需要同位素掺入，可避免同位素污染及对人体造成伤害；④操作简便、快速，一般在24h内即可获得结果；⑤重复性好。

（一）基本原理与分类

1.原理

DGGE技术是在普通的聚丙烯酰胺凝胶电泳的基础上，加入变性剂（尿素和甲酰胺）浓度梯度，根据其迁移行为取决于其分子大小和电荷的原理，能够把同样长度但序列不同的DNA片段区分开。

一个特定的DNA片段由其特有的序列组成，其序列组成决定了其解链区域（melting domain）和解链行为（melting behavior）。不同的双链DNA片段因为序列组成不一样，解链区域及其所处区域的变性剂浓度也不尽相同。当它们进行DGGE时，刚开始时变性剂浓度比较小，不能使双链DNA片段最低的解链区域解链，此时DNA片段的迁移行为如同在一般凝胶中，当DNA片段迁移到变性剂浓度刚好能使双链DNA片段最低的解链区域解链的位置时，该区域会立即发生解链，从而导致部分解链的DNA片段在凝胶中的迁移速率急剧降低。因此，长度相同但序列不同的DNA片段会在凝胶中不同位置被分开。

为了防止DNA片段在DGGE胶中完全解链，可在DNA片段的一端加入一段富含GC的DNA片段（称为GC夹板，一般30 ~ 50bp）。含有GC夹子的DNA片段最高的解链区域在GC夹子序列处，进而保证了DNA片段中基本上每个解链区域的序列差异都能被区分开。

2.分类

DGGE分为垂直和水平两种电泳形式。垂直电泳是指变性剂梯度方向与电泳方向垂直的电泳，主要用于确定DNA片段分离的最佳变性剂浓度梯度范围；水平电泳的变性剂浓度梯度方向与电泳方向平行，其根据垂直电泳确定的范围可进行多个样品的同时分析。

（1）垂直DGGE变性剂浓度的确定

由于DNA系列是未知的，需要进行垂直变性梯度凝胶电泳，以明确目的基因片段和电泳迁移率与变性剂之间的关系。

用凝胶梯度混合仪制备0% ~ 100%的变性梯度凝胶（100%的变性剂为400mL的甲酰胺和7mol/L的尿素），梯度呈线性增加，方向与电泳方向垂直。样品为一端含有G-C片段的PCR产物和等量的上样缓冲液。当变性剂的浓度较低时，不足以使样品中的DNA解链，因此条带迁移的速度较快。随着变性剂浓度的增加，样品中的DNA分子在变性剂的作用下开始解链，迁移率明显减慢。在样品迁移速度减慢形成的转点时的变性剂浓度即为该样品的最适变性剂浓度。电泳条件为：凝胶浓度6%，100 ~ 200V电压电泳大约4h，电泳温度逐渐增加的过程中，电泳的泳动有一个明显减慢的区域，此即为进行平行DGGE的变性剂浓度范围。

（2）水平DGGE确定最佳电泳时间

为了得到理想的电泳结果，还要选择水平电泳所需的最适时间。从电泳开始，每隔1h顺序加入1份样品（10uLPCR产物）。选择后加的样品与先加的样品趋于同一水平所需的最少时间为最适电泳时间。

（3）水平DGGE

根据垂直电泳选择的变性剂浓度范围和水平电泳选择的最佳时间，进行水平变性凝胶电泳，制备变性剂的浓度呈现线性梯度增加，方向与电泳的方向一致。

DGGE常用来检测基因突变。

（二）基本方法

1.操作程序

当用DGGE技术研究微生物群落结构时，要结合PCR扩增技术。通常根据16S rRNA基因中比较保守的碱基序列设计通用引物，其中一个引物的5'端含有一段GC夹子，用来扩增微生物群落基因组总DNA，扩增产物用于DGGE分析。该技术主要操作过程如下：①样品预处理；②样品DNA（或RNA）提取及纯化；③16S rRNA或基因片段的PCR（或RT-PCR）扩增；④预实验（DGGE条件优化）；⑤制胶；⑥样品的DGGE分析；⑦图谱分析；⑧条带序列分析。

（1）核酸提取：微生物总DNA的提取是整个分子生物学技术的基础，是否能获得具有代表性的总DNA样品将决定后续分析的可行性。

（2）16SrRNA基因序列的PCR扩增：可根据16SrRNA基因V3区和V6～V8区设计细菌特异性引物进行PCR扩增。有时为了更加准确地获得微生物多样性的信息，可先用细菌16SrRNA序列全长通用引物进行PCR扩增，再对V3或V6～V8区进行扩增。与普通PCR不同之处是引物上要加一个GC夹板（GC Clamp），GC夹板的序列为：5'-CGCCCGCCGCGCGCGGCGGGCGGGGGCGGGGGC-5'。常用的细菌16SrRNA通用引物341f GC/518r的序列如下：341f GC：5'-CGCCCGCCGCGCGCGGCGGGCGGGGGCGGGGGCACGGGGGGGCCTACGGGAGGCAGCAG-3'；518r：5'-ATTACCGCGGCTGC TGG-3'。

（3）凝胶制作：准备四种不同浓度的凝胶。目前有多种制胶装置适用于DGGE，按照操作说明进行即可。一般顶层胶的变性剂浓度为0%，底层胶的变性剂浓度为80%。如果DGGE需要的变性剂浓度梯度为40%～60%，则按需配制。

（4）电泳与染色：电泳温度设定为60℃，电压和时间与胶的浓度以及长度有关，建议电压和时间二者乘积为1 600。结束后，用EB或SYBR Green l染色，凝胶成像系统中扫描拍照。

（5）DGGE指纹图谱分析：DGGE胶通过扫描仪输入计算机，通过MolecularAnalysis软件进行相似性分析。通过DGGE后得到的指纹图谱中，一个条带代表一个微生物菌群，通过测序和序列比对，可以得出菌群的种类。

2.重要试剂

（1）40%聚丙烯酰胺：丙烯酰胺38.93g，双丙烯酰胺1.07g，加去离子水（ddHO）到100mL。

（2）0%变性剂和80%变性剂。

（4）过硫酸铵（APS）溶液：APS0.1g溶于1mL去离子水中，需要用前临时配制。

（5）凝胶加载染料：2%溴酚蓝0.25mL，2%二甲苯0.25mL，100%甘油7mL，dH$_2$O2.5mL。

（6）四甲基乙二胺（TEMED）。

3.注意事项

（1）样品处理：细胞是否充分裂解以及核酸有无降解等因素都会影响DNA或RNA的提取效果。选择适宜的核酸提取方法不仅可以提高产率，更重要的是可以更准确地反映微生物的实际群落构成状况。不同提取方法获得的DNA，经PCR- DGGE分析可能会获得不同的群落结构指纹图谱。

（2）PCR扩增优化：在PCR（或RT –PCR）扩增中，引物的选择、扩增程序和PCR产物的质量都会造成群落结构的分析偏差。不同的引物扩增16S rDNA靶序列的DGGE结果不同，并且少部分种属细菌的16S rDNA的保守区域通常发生一定的变化，须在设计引物时加入一些兼并性较好的稀有碱基克服该问题。

扩增片段长度对DGGE分析的影响，200 bp左右的片段（V3区）分离效果较好，但是所得信息对系统发育分析来说往往还不够；450 ~ 500 bp片段（V3 ~ V5区或V6 ~ V8区）的分类信息相对更为丰富；如果想获得更全面的结果，也可以同时进行多组引物的DGGE分析。

不同的DNA聚合酶对扩增效果也有影响，建议使用具有校对功能和高保真（highfidelity）的聚合酶，以防引入人为突变。

（3）凝胶和变性剂梯度的确定：聚丙烯酰胺凝胶浓度的确定取决于基因片段的长度，片段长度在200 bp左右时，可用8%的凝胶；当片段在500 bp时，使用6%的凝胶。变性剂的选择取决于样品的Tm值，复杂样品Tm差异较大，要分辨较多样品，变性剂梯度范围则较宽。可以根据所要研究的DNA片段的解链性质，确定变性剂浓度梯度。对于16S V3 rDNA，广泛使用的变性剂梯度范围在30% ~ 60%，针对不同的样品需要进行调整。

（4）电泳温度及时间的确定：通常要求电泳的温度低于样品解链区域的Tm值。对大多数DNA片段而言，50 ~ 65℃是比较适合的。电泳时间往往受样品的片段长度、凝胶浓度、变性剂梯度、电泳时的电压等因素的影响。因此，如果改变了这些参数，电泳时间必须重新优化和调整；有时即使参数不变，但是样品不同，也需要进行优化。

（5）DGGE图谱的分析：在获得DGGE图谱后，需要对图谱中条带的核酸序列进行分析，并对图谱进行统计学分析，阐述不同样品间的关系，从而合理地解释复杂的指纹图谱。随着DGGE技术的广泛应用，一些统计学方法也不断被应用于图谱的分析。这些分析方法从不同角度对图谱进行归纳总结，如解释群落结构和演替规律、种群遗传多样性、优势条带的位置和强度分析等。排序（ordination）和分类（classification）是群落生态学中两种主要的多变量分析方法。

（三）DGGE 在微生物生态学中的应用

自从1993年 DGGE 被引入微生物生态学以来，现在 DCGE 及相关的温度梯度凝胶电泳 TGGE 被用于各种不同的目的，PCR扩增的DNA片段的 DCGE 和 TGGE 技术在微生物生态研究中主要被用于：

1. 分析群落多样性。

2. 研究群落动态。

3. 分析细菌的富集和分离。

（四）PCR-DGGE 的局限性

由于DGGE分析的DNA片段是经PCR产生的。PCR一个最明显的优势就是可以从微量的 DNA 中得到产物。然而，这个增殖的过程也有它的不足之处，例如增殖出现错误嵌合体的形成，异源双链核酸分子及优先扩增。DGGE 的局限性之一是仅能够分离相对较小的片段，最高可有 500 个碱基对。在研究复杂环境生态系统（如土壤，人体肠道）时，其中微生物种类很多，DGCE 条带反映的是群落中的优势菌群，一般只有在总的微生物群落中占 1% 以上的种群才能被检测出来，系统中的弱势菌群不能被检测到。另外，由于某些种类 16S rDNA 拷贝之间的异质性问题及异源核酸双链分子的检出，可能会导致自然群落中细菌数量的过多估计。因此，在进行 DGGE/TGGE 电泳之前，尤其是要分析单一条带序列时，要先用变性聚丙烯酰胺凝胶电泳对 PCR 产物进行纯化，然后再进行 DGGE 电泳。

二、DGGE 操作过程

（一）PCR *扩增*

（1）引物的选择

用于 DCCE 分析的 DNA 片段是通过 PCR 扩增得到的，与普通 PCR 不同之处是引物上要加一个 CC 夹（CC Clamp）。

（2）PCR 扩增

在冰浴中，按以下次序将各成分加入无菌 0.5mL PCR 管中：10xPCR 缓冲液，10μL；dNTP 混合液（2mmoL/L），10μL；引物 1（25 pmol/L），1μL；引物 2（25pmol/L），1puL；Taq 酶（2U/μL），0.5μL；DNA 模板（50ng/μL ~ 1μg/mL），1μL；加 ddH$_2$O 至50μL。

调整好反应程序。将上述混合液稍加离心，立即置于 PCR 仪上，执行扩增。扩增程序如下：94℃、5min，65℃、1min，72℃、3min，循环 1 次；94℃、1min，64℃、1min（每两个循环降低 1℃），72℃、3min，循环 1 次；94 ℃、1min，55℃、1min，72℃、3min，循环 9 次；94℃、1min，55℃、1min，72℃、10min，循环 1 次；4℃保存。

结束反应，将 PCR 产物放置于 4℃ 条件下待电泳检测或 -20℃ 长期保存。

（二）RT-PCR

PCR 扩增前，总的 RNA 必须在反转录酶的作用下转录成 cDNA。我们使用随机六聚体引物混合物作为随机引物合成 cDNA 的第一条链。由于所有的 RNA 序列都被转录成 cDNA，因此这为 PCR 扩增时使用各种不同的引物提供了可能性。

1. 添加 1μL 六聚体引物混合物（10 pmol）于 10μLRNA（1 ~ 5μg）中。70℃变性10min，然后放在冰上 1min。

2. 加入下列试剂的混合物：10xPCR 缓冲液，2μL；25mmol/L MgCl$_2$，2μL；10mmol/L

dNTP混合液，1μL；0.1mol/L DTT，2μL。轻轻混匀，离心。42℃孵育2～5min。

3.加入1μL反转录酶，在42℃水浴中孵育50min。

4.95℃加热5min，终止反应。

5.将管插入冰中，加入RNase H（核糖核酸酶H）1μL，37℃孵育20min，降解残留的RNA。-20℃条件下保存备用。

三、DGGE 的操作方法

下面是用最常用的方法（即筛查外显子）分析DNA片段的操作梗概，同时使用了"GC夹板"和异源双链技术。

（一）仪器设备

简要地讲，就是把凝胶灌到盒子里然后放入大的加热培养槽中，加入经充分搅拌的缓冲液。将一个电极（阳极）与这个缓冲液相连，另一个电极（阴极）与上端的缓冲液相接，它可以将凝胶顶部与培养槽或低处缓冲液隔开。需要用一个小泵将缓冲液由外面（低处）泵到高处以抵消上端缓冲液向下面的流失。

（二）样品序列分析

由于使用"GC夹板"技术可使多数突变落入低温解链区，所以用计算机程序选择最佳引物位置就非常重要了，但仍须决定哪一端连接"GC夹板"较好。大多检测对外显子和一些内含子的序列都进行了分析，因为多数突变位于外显子中，而外显子的大小多在100～400 bp范围内，所以可以有效地检测出突变分子。一旦基因组DNA引物位置确定，电泳条件就可由以下两步确定：①使用SQHTX程序（另一个程序MELT87用于预测解链区，可作为校对，但如果使用了"GC夹板"就无须使用此程序）；②对样品进行正交凝胶电泳，选择曲线陡峭部分两端作为梯度凝胶的化学变性剂浓度范围。

（三）样品制备

用两个引物对基因组DNA进行扩增，一个引物的5'端连以40～45 bp富含GC的一段序列。因为必须有异源双链形成才能保证检出率接近100%，但由于可能形成突变纯合子，所以必须加入等摩尔正常DNA分子，以在分析前形成异源双链。

（四）制胶

制胶时要选择梯度范围，这可用梯度混合器完成，两个容器分别放有变性剂的极端浓度和合适浓度的丙烯酰胺。

（五）电泳

经过电泳和溴化乙啶染色可以很好地分辨 1 ~ 2μg 样品。当温度平衡到 60℃后，移去梳子，加入混合有缓冲液的样品，电压控制在 60 ~ 160V 之间，电泳后，以标准方法用溴化乙啶染色。

四、DGGE 突变检测应注意的问题

（1）DNA 片段的大小 200bp ~ 700 bp 的 DNA 片段可得到有效的检测。如要分析更长的片段，应该进行数次 PCR 扩增，然后分别对扩增的片段进行分析

（2）梯度胶的制备，一般先准备一个不含变性剂的溶液和一个浓度为 100% 的变性剂溶液，后者包含量浓度为 7 mol/L 的尿素和质量浓度为 40% 的甲酰胺，然后通过梯度胶制备仪混合制备线形梯度凝胶。

（3）为了提高 DGCE 的突变检出率，可将一段长为 30bp ~ 50bp，富含 CC 的 DNA（称为 "CC 夹"，CC clamp）附加到双链的一端以形成一个人工高温解链区。这样，片段的其他部分就处在低温解链区，从而可以对其进分析。这一技术使 DCCE 法对突变的检测率大大增加。

五、DCGE 的优缺点

DCCE 技术除了用于癌症和遗传病的筛查及诊断外，在癌症（残存性病灶、突变图谱研究等）突变定量实验中还用以检测少数突变等位基因。

DCCE 的优点：①几乎可以检出所有突变点；②可将突变分子完好无损地同野生型分子分开用于进一步的分析；③无须标记；④可用于未经扩增的基因组 DNA 的检测；⑤可检测出如甲基化之类的 DNA 修饰。

该方法的缺点：①需要专门的设备制备变性梯度；②需要 "CC 夹板"；③无法确定突变在 DNA 片段中位置；④需要用含有毒性物质甲酰胺的梯度凝胶；⑤DNA 片段大小限制在 100 bp ~ 500 bp。

第三节　T-RFLP 技术

末端限制性片段长度多态性（Terminal Restriction Fragment Length Poly-morphism，T-RFLP）技术，又称为 16S rRNA 基因的末端限制性片段（Ter-minal Restriction Fragment，TRF）分析技术，是一种新兴的研究微生物多态性的分子生物学技术。"该技术已被成功

地应用到各种微生物群落的比较分析、微生物群落多样性及结构特征研究等方面。"[①]

一、基本原理与特点

（一）原理

T-RFLP技术的原理是根据微生物16S rRNA基因的保守区设计通用引物，其中一个引物的5'端用荧光物质标记，以待分析样本中提取的总DNA为模板进行PCR扩增。PCR产物用合适的限制性核酸内切酶进行消化。由于在不同微生物的扩增片段内存在核苷酸序列的差异，酶切位点就会存在差异，酶切后会产生很多不同长度的限制性酶切片段。消化产物经自动测序仪进行测定，只有末端带有荧光性标记的片段能被检测到。因为不同长度的末端限制性酶切片段必然代表不同的细菌，通过检测这些末端标记的片段可以反映微生物群落的组成情况。

（二）特点及优势

1.与其他分析方法相比，T-RFLP技术易实现自动化监测，操作简捷，灵敏高效。

2.结果可重复显现，因而利用该技术对样品中微生物的群落结构进行定性、定量分析的结果可靠。

3.结果数据化，数据具体化，从而更加科学和准确。

4.样品的基因序列可构建数据库，可以推断微生物群落发育的程度，更具有直接参考意义。

T-RFLP技术具有三个明显的优势：①序列数据库具有直接参考意义，也就是说，从消化产物中获得的所有的末端片段大小，可以与越来越丰富的序列数据库中的末端片段相对比，从而可以做系统发育的推断；②核酸测序技术要比DGGE或者SSCP所依赖的电泳系统获得的结果更为可靠；③T-RFLP的毛细管凝胶电泳分析更为快速，而且结果是以数据的形式输出。T-RFLP技术这三个明显的优势使其成为一种理想的群落对比分析的方法。

但是，由于T-RFLP法只能分析末端片段长度，获得的信息不足以对复杂的微生物群落进行分析。此外，由于多种微生物的酶切末端片段长度可能相同，会造成对物种丰度的估计过低。Dunbar等还发现由不同酶酶切所得的末端片段数目不一致，造成对群落中类群数估计值不一致。这可能与微生物种群之间存在或远或近的系统进化关系有关，其16S rDNA序列或多或少有一些相同的区域，若某一特异性限制性内切酶的酶切位点落在此共同区域内，且此区域在16S rDNA中的位置相同时，各类群的DNA序列差异就不会得到反映。"若另一种特异性限制性内切酶的酶切位点不在16S rDNA的共同区域中，则可以将

---

① 温洪宇，王秀颖，徐瑕.微生物分子生态学原理及技术 [M].徐州：中国矿业大学出版社，2019：20-21.

它们区别开来。因此，在进行T-RFLP分析时，应该用多种限制性内切酶分别进行酶切，并对其结果进行比较。"[1]

二、T-RFLP技术在研究微生物多样性中的应用

Liu等利用T-RFLP技术分析了活性污泥、生物反应器内污泥、含沙水层以及白蚁内脏中微生物种群的多样性，是最早利用T-RFLP技术进行微生物群落对比分析的。结果表明，T-RFLP是评估复杂微生物群落多样性、比较不同生态环境下微生物群落多样性及结构的快速有效的方法。Clement等也较早利用T-RFLP技术进行群落对比分析，利用此技术分析了三种不同的细菌群落，包括鹿肠道、沙地以及被碳水化合物污染的沙地中的微生物群落。实验结果清晰表明了这三种菌落的不同，且根据末端片段的大小检测了25种不同的核酸类型。作为一种研究微生物群落特征的理想方法，近几年来，T-RFLP技术的应用发展尤为迅速，Kaplan等利用T-RFLP技术研究了饲喂小鼠嗜酸乳酸菌NCFM过程中NCFM的动力学，以及肠道菌群结构的变化情况。Barkovskii等利用T-RFLP技术研究了自然环境的变化对微生物群落的影响。Lueders等利用T-RFLP技术研究了在稻田土壤灌溉之后，即一个典型的土壤还原过程之后，古细菌群落结构的变化情况。

作为一种研究微生物群落特征的理想方法，T-RFLP技术越来越受到相关研究人员的重视。

三、实验过程

T-RFLP技术的突出优点是可以针对样品和栖息地之间进行微生物群落结构的比较分析。主要实验过程包括：①DNA的提取；②所有组分的PCR反应；③引物序列的设计；④限制性内切酶切反应；⑤装载到凝胶或毛细管上的荧光材料的定量；⑥图表的排列和数据的统计分析。

该过程的详细步骤如下：

（一）群落DNA的分离

关于微生物群落DNA提取的研究成果很多。所有DNA提取的过程都包括以下步骤：

1.从底物（土壤或沉积物）中分离微生物细胞后溶解细胞和提取DNA，或直接在原位提取微生物细胞DNA，从底质（土壤或沉积物等）中除去细胞。前者称为间接提取，后者为直接提取。

2.用化学或物理方法溶解或裂解微生物细胞；或两个方法都用。

3.用变性剂和相分离（SDS与苯酚）或用变性剂和特异性靶结合DNA的吸附物质从

① 鲍时翔，黄惠琴.海洋微生物学[M].北京：中国海洋大学出版社，2008：153-154.

破碎的细胞中提取 DNA。

提取 DNA 的实验过程取决于微生物群落特性和要研究的底物性质。例如，底物若含有高含量腐殖质，需要从底物中分离微生物细胞后提取 DNA，许多腐殖质抑制酶会在提取过程中被去除。在 DNA 纯化过程中，采用特异的或专有的物质从含有腐殖质的杂质中分离 DNA 是有效的实验方法，该方法采用二次或三次 DNA 纯化，可以很好地节省实验时间。由于不同的微生物种群产生不同的 DNA 提取效率，因此采用不同的群落 DNA 提取方法，会得到不同的种群图谱。例如，比较三个不同的提取方法，当所有其他变量保持不变时，发现 T RFLP 图谱存在高达 5% 的差异。因此，T RFLP 实验过程和方法的标准化是很重要的。

提取的群落 DNA 可以反复使用。然而，一些研究者报道，稀释的水溶液中 DNA 在 -20℃ 条件下储存，存在降解或"消失"现象。有些人认为，DNA 可能吸附在管壁上面。可以通过在乙醇中以沉淀形式保存 DNA 来避免这个问题。将试样等分，混合，等分试样进行离心分离，将沉淀再溶于小体积的无菌水中用于分析。在某些情况下，加入非离子型洗涤剂，如诺乃洗涤剂 Nonidet P4O（质量浓度为 0.5 g/L），有助于 DNA 的回收。

（二）选择引物

对于任何基于 PCR 的检测，引物的选择是至关重要的。大多数使用 T-RFLP 技术来分析微生物群落时都使用了分类进化分子标志，特别是 16S/18S rRNA 基因，其他标志物包括与生理有关的靶基因。T-RFLP 的一个优点是在一定程度上可引入引物的简并性。由于最终大小取决于片段的长度，T-RFLP 引物的简并性不会导致 DCGE 技术中出现多个频带的情况。因此，包含大量目的基因信息的简并引物，能够获得一个扩增的微生物群落种属的最大差异性。采用一系列的扩增条件对选择的特异性引物进行测试，以确保其特异性，可以通过带有温度梯度模块的热循环设备 PCR 来实现。

常见的真菌引物为 ITSIF、ITS4R，古生菌引物为 Ar3f、Ar927r，细菌引物为 27F、8F、63F、7F、1492R、1510R 等。通常引物可以在 5' 末端用荧光染料标记，以保证 PCR 反应和后续分析的准确性。荧光一般标记在 27F、8F、63F 引物的 5' 端，其中 27F 和 8F 最为常用。目前，常用的荧光物质有 6-羧基荧光素、NED、Cy5、D4 荧光素等。T-RFLP 技术一般用引物扩增细菌片段 165rRNA 和 16SrDNA，真菌的扩增片段是 ITS 序列，古生菌为 16SrRNA。

（三）PCR 扩增

模板 DNA 的 PCR 扩增包括多个步骤。一般来说，先由没有荧光标记的引物对新模板 DNA 进行扩增，形成只有一个条带的扩增产物（在质量浓度为 10g/L 的琼脂糖凝胶中测定）。如果要得到环境样品中的各种微生物目的DNA片段的差异扩增，就需要对PCR条件进行调整。在大多数情况下，调节添加剂（质量浓度为30～50g/L的乙酰胺）的强度，增加退火温度，或调节Mg^{2+}浓度会提高PCR反应的特异性。此外，热启动或降落PCR可以提高特异性和防止不需要的产物的形成。一旦建立得到单独的非连续产物的扩增条件，就可以使用标记荧光的引物进行PCR反应。标准方法是进行2个或3个100μL的标记PCR扩增样品的分析。有效的PCR扩增可以为5～10个的限制性内切酶分析提供足够的样品。这些PCR产物在纯化步骤之前进行混合。在标记反应和随后的所有步骤中，应注意不要让荧光染料标记的产物过分暴露在直射光下，因为光漂白可以减少标记信号。为限制PCR扩增杂质产物，PCR循环数量应保持在最低限度，并且通常不超过30个。

（四）PCR产物的纯化

一些PCR扩增产物可能不利于后续步骤的分析。因此，要纯化PCR产物，可以通过市售的PCR纯化试剂盒来除去蛋白质和寡核苷酸从而实现纯化。

（五）限制性内切酶和消化酶的选择

一般情况下，大于1 000 bp的PCR产物可以提供4～5个酶切识别位点（RFLP和T-RFLP分析技术中经常使用）。沿靶向序列长度分布的限制性位点的存在可能性需要重点考虑。T-RFLP分析的一个主要目的是为一个给定的系统发育标记物（如16SrRNA基因）迅速检测尽可能多的系统发育型。因此，引物-酶复合体产生了大量的在目前数据库中存在的特异性片段进行微生物群落的多样性估计。

不同核酸限制性内切酶种类对T-RFLP图谱会产生显著的影响，研究表明，分析细菌16S rDNA多态性时，Hhal、Rsal及B stUl这3种限制性内切酶最为有效，可产生数量最多的末端限制性片段。引物不同，同一种酶切后T-RFs变化较大；引物一定，选择不同的内切酶，产生的T-RFs数目也有显著的差别。不同限制性内切酶可以引入程度不同的"假带"（Pseudo-T-RFs）。所以，不应该简单地认为能够产生数量最多的末端限制性片段的酶就是最优的。因此，在T-RFLP分析时也应注意限制性内切酶的优化选择。由于一些系统分类组含有的第一个酶切识别位点离标记的末端太远。片段大小大于700 bp（凝胶）或900 bp（毛细血管）就超出了目前使用标记片段的精确测定尺寸范围。因此，为了检测所有存在于种群的潜在系统分类组，推荐同时使用正向和反向标记引物。

（六）限制性酶切

尽管在大多数实验室中，限制性酶切是常规程序，但仍然必须仔细操作，保证酶切完全。酶切按照供应商的使用说明进行，避免整夜或在不正常的离子条件下进行。这些限制条件可确保仅生成唯一的、正确的限制性片段。如果空白对照组检测到"假带"，还要采用另外的预防措施。在孵育后，通过加热将酶灭活，在电泳前于-20℃条件下储存。如果下一步骤是凝胶电泳，酶切产物可以被直接装载到有变性剂和标记物的凝胶上；如果下一步骤是毛细管电泳，酶切产物需要先脱盐处理。

（七）限制性片段的分离

末端片段通过变性凝胶或毛细管电泳分离。

（八）片段大小

使用带有标准样品的尺寸凝胶/毛细管自动化设备能够保证测得的片段大小的准确性。一般情况下，由供应商提供的软件包括基于标准样品片段相对大小的电泳迁移率计算片段大小的算法。

四、实验说明

T-RFLP的技术优点是它能够在大量样本中经济地检测限制性片段的多样性。这使得研究者可以跨越相关生态梯度进一步进行系统发育或生理多样性的合理、详细的调查。这样研究者可以识别群体的存在/活性与上述梯度的关系。由于该实验具有实验技术难度，因此实验和技术的可重复是必需的。从群落DNA的提取到末端片段的分离，每个生境或样品都应该是可重复的。PCR扩增和片段分离步骤都应该进行技术重复。实验控制应包括PCR产物的完全酶切和PCR扩增假产物的检查。前者可以通过扩增带有已知靶序列的细菌或克隆和实验样品来完成。如果这个控制样与样品中不同的荧光标记的引物标记并扩增，PCR产物可以在相同的管被混合和酶解，就可以说明来源于微生物种群的PCR产物被完全酶切消化。因为荧光检测系统的灵敏度高，在自动化系统上显而易见的频带可能在标准琼脂糖凝胶中检测不到，所以需要进行控制。最后，一旦电泳已完成，该数据要进行评估，以确保在凝胶泳道或毛细管中的荧光负载是大致相同的。这可能会导致在数据的对比分析中产生问题。如果误差大于2倍，可能产生相对比较群落分析无信息的图谱。数据分析的预处理如标准化，已经作为一种减少荧光负载差异的手段，但在某些情况下，有价值的数据可能会因此丢失。对T-RFLP数据的分析中，这些序列可以为实验者在新的实验设计中提供引导信息，旨在测试关于某些进化基团的存在（或不存在）特定的假设。

T-RFLP可以对微生物种群的结构和功能提供经济的检测方法。通过引入针对系统发育种群及关键生理活动的两种广义和狭义的引物，单个样品可以产生数千个片段，有比较丰富详细的数据来比较种群。新技术，如利用微阵列技术会增加我们了解微生物群落的结构和功能的深度。

第八章 高通量测序与彗星实验

测序技术诞生于20世纪50年代，经过30年的发展又诞生了第二代测序技术——高通量测序，又称"下一代"测序（Next-Generation Sequencing, NGS）。与一代测序相比，NGS具有通量大，精准度高和信息量丰富等优点，可以在短时间内对感兴趣的基因进行精准定位，也可以对未知的序列进行检测。目前，NGS在无创产前筛查、肿瘤基因检测、遗传性疾病诊断和用药指导等多个临床领域得到广泛应用，极大地推动了肿瘤精准医学的发展。

第一节 高通量测序技术

一、NGS 的发展

（一）DNA 和 RNA 的概念

核酸包括脱氧核糖核酸（Deoxyribo Nucleic Acid, DNA）和核糖核酸（Ribo Nucleic Acid，RNA），是生命信息的载体，主要功能是信息储存，其中包含生命生长发育所需的全部信息。DNA是储存、复制和传递遗传信息的主要物质基础。RNA在蛋白质合成过程中起重要作用——信使核糖核酸（messengetRNA，mRNA）是合成蛋白质的模板；转运核糖核酸（transfer RNA，tRNA）起携带和转移活化氨基酸的作用；核糖体核糖核酸（ribosomal RNA，rRNA）是蛋白质合成的主要场所。

（二）测序的发展

由于DNA是生命信息的蓝图，解码DNA信息就可以加深我们对生命过程的理解。从DNA的双螺旋结构被解析开始，人们就一直在努力探究健康与疾病的基因奥秘。DNA测序作为一种重要的实验技术，广泛应用于生物学研究域。第一代 DNA测序技术包括1975年由Sanger和Coulson开创的链终止法（也称Sanger法）以及1976—1977年由Maxam和Gilbert发明的化学法（链降解法）。1977年，Sanger首次测定了一个噬菌体X174的基因组序列，全长5375个碱基。自此，生命科学研究步入了基因组学时代。2001年，研究人员在改进的Sanger法基础上完成了首个人类基因组图谱。

Sanger法巧妙地利用了DNA合成的原理。在DNA的复制过程中需要：DNA聚合酶、DNA模板、引物和4种脱氧核糖核苷三磷酸（deoxyribonucleoside triphosphate，dNTP）[脱氧腺苷三磷酸（deoxyadenosine triphosphate，dATP）、脱氧鸟苷三磷酸（dcoxyguanosine triphosphate，dGTP）、脱氧胸苷三磷酸（deoxythymidine triphosphate，dTTP）和脱氧胞苷三磷酸（deoxycytidine triphosphate，dCTP）]。聚合酶根据碱基互补配对原则将dNTP加到引物的3'-OH末端，使引物延伸，合成出新的互补DNA链。如果加入双脱氧核苷三磷酸（dideoxyribonucleoside triphosphate，ddNTP），由于它在脱氧核糖的3'位置缺少一个羟基，不能与后续的dNTP形成磷酸二酯键，会导致延伸终止。例如，在存在三磷酸双脱氧胞咤啶核苷（ddCTP），dCTP和3种其他dNTP的情况下，将引物、模板和DNA聚合酶一起延伸，即可形成一种长短不一、具有相同的5'-引物端并以ddC残基为3'端结尾的片段混合物。然后利用变性聚丙烯酰胺凝胶电泳，可以将各个片段按其链长的不同进行条带分离，最后获得相应的放射性自显影图谱，即可从所得图谱直接读取DNA的碱基序列了。这个方法是先合成再测序，准确率高，但费用也高。

Sanger法作为测序的"黄金标准"，为生物医学的发展做出了突出贡献。随着技术的发展，特别是人类基因组计划的推荐，二代测序逐渐进入人们的视野。

（三）二代测序的基本概念和平台发展

随着人类基因组计划的进行和完成，人们认识到通过测序技术与数据分析可以解答诸多的生物学问题。然而，测序通量的限制以及高昂的成本阻碍了人们对生命活动和疾病的深入了解。2000年之后推出的高通量测序平台很好地解决了这些问题，人类基因组的测序成本直接下降了50 000倍，并且由此产生了一个新名词：二代测序（也称下一代测序，NGS）。在过去的十年中，NGS得到不断发展——测序的数据量较前增加了100 ~ 1 000倍。技术方面，研究人员甚至可以在一条读长（read）上读出整条基因组的序列。Veritas Genomics的数据显示，人类基因组的测序成本已下降到1 000美元/人。目前，NGS技术也被广泛应用到临床诊断方面。

NGS是通过高通量技术来实现大规模测序，所以也叫作高通量测序（high-throughput sequencing，HTS），主要包括如下几种方法：①边合成边测序（sequencing by synthesis，SBS），代表性的有Roche公司的454焦磷酸测序、Illumina公司的Solexa合成测序；②边连接边测序（sequencing by ligation，SBL），如ABI公司的SOLiD连接法测序。

454焦磷酸测序的原理是借助生物发光来对DNA序列进行检测。在DNA聚合酶、ATP硫酸化酶、荧光素酶和双磷酸酶的协同作用下，系统将引物上每一个dNTP的聚合都与一次荧光信号相偶联。通过检测荧光信号释放的有无和强度，就可以实时测定DNA序列了。此技术不需要荧光标记的引物或核酸探针，也不需要进行电泳，具有分析快速，结果准确、高灵敏度和高自动化的特点。

SBL方法则是使用带有荧光基团的探针与DNA片段杂交，再连接邻近的寡核糖核酸，从而成像，然后通过荧光基团的发射波长来判断碱基或者互补碱基的序列。该方法包括5轮测序反应，每轮又含有多次连接反应（一般情况下，片段文库是7次，末端配对文库是5次，所以片段文库共有35次连接反应，而末端配对文库共有25次连接反应），第一次连接反应由与P1引物区域互补的"连接引物"介导。

绝大多数的SBL和SBS方法，都是在一个固定的表面进行DNA扩增，使特定区域内有成千上万个DNA片段拷贝，可以确保将方法信号与背景信号区别开来。同时，大量的平行碱基信息有助于大批量reads的读取。一个测序平台通常可以达到百万级的数据读取量，也就是能对上百万DNA分子进行同时测序。与一代测序相比，NGS具有通量大、精确度高和信息量丰富等优点，可以对目标基因进行迅速精准定位，也可以用来检测未知序列，还可以对组织在特定时间表达的mRNA进行测序和。

不过NGS技术也有其不足之处，它虽然在数据量上有了大幅提升，但质量却有待提高。有报道称，NGS在序列拼接过程中的错误率为0.1%～1%。而且NGS生成的read普遍较短，每条read的长度在35～700bp之间，比普通的Sanger法测序都要短，这意味着需要更严格且复杂的序列拼接。

二、高通量测序技术的具体概述

高通量测序技术主要应用于未知物种基因组的从头测序和已知物种的重新测序，环境基因组测序，基因转录组和表达调节，sRNA分析、染色质免疫共沉淀、SNP等多个领域，是后基因组时代的先锋技术。目前上市的仪器有Roche公司的CS FLX系统，Illumina公司的GenomeAnalyzer系统和ABI公司的SOLiD系统。

（一）焦磷酸测序技术

焦磷酸测序技术（pyrosequencing）的原理是新加入的核苷酸，如果碱基发生配对，就释放出一个焦磷酸。该焦磷酸在磺酰化酶和荧光素酶催化下，经过一个合成反应和一个化学发光反应，将荧光素氧化成氧化荧光素，释放出光信号。该信号被高灵敏度CCD监测器捕获，将数据贮存。这样将每个dNTP聚合反应与荧光信号的释放偶联起来，随着新链的合成延伸，加进去的dNTP依次通过化学发光信号的有无和强度被检测，确定碱基类型和数目，序列随着反应的进行而同步读出。该技术的特点是，无需荧光标记的引物，也无须电泳，无须加ddNTP，缩短了时间，降低了费用。

454公司（454 Life Sciences Corporation）的Margulies等于2005年在《Nature》发表

乳液皮升级反应孔的焦磷酸测序法，被称为454测序方法。将乳胶分离和离体扩增DNA片段相结合，利用皮升（picolitre）级反应器进行高通量快速测序，是测序技术的又一次飞跃。

454测序技术是将基因组DNA进行随机切割，不需要在细菌中进行亚克隆或单克隆，属于鸟枪法，但整个测序反应都是批量进行的。切割后的DNA加上特定的接头，被分成单链。DNA片段结合到相应的微珠上，控制条件使每个微珠只结合自己特有的单一DNA片段。在含有PCR反应化合物的乳化液中捕获微珠，形成微乳胶颗粒，每滴乳胶颗粒上发生测序的PCR扩增反应。每个微珠上携带1 000万拷贝的模板DNA，将带有单链DNA的微珠加入到光学纤维玻片上。再加入含有固定化的焦磷酸测序所需酶。在光学纤维玻片上，有160多万个孔。每个孔的直径大约44μm，边缘厚2～3μm，深55μm，每个孔的反应容量为75皮升（pL），1mm²有480个样孔。

微孔反应中含有DNA聚合酶、磺酰化酶、荧光素酶。测序开始时，依照T、A、C、G次序，把四种碱基循环流入微孔板，但每次只流入一种碱基。如果碱基发生配对，就是释放出一个焦磷酸。该焦磷酸在酶催化下，把化学能量转化为光信号。该信号被CCD检测到。

2007年3月，Roche公司收购了454公司，已经推出了新一代高通量测序仪GS FLX系统。10h内完成一个测序反应，单反应读长由最初的100bp已经扩展了目前的400bp，准确性达99%，产出数据量达1亿碱基对，每次运行可分析16个非混合的独立样品。

（二）桥扩增测序技术

桥扩增测序的原理是单链DNA片段被固定在特殊芯片上形成单链桥，它以芯片上的引物进行扩增，形成双链桥。双链桥变性后又形成单链桥，如此进行30多轮扩增，每个单链DNA分子扩增形成单克隆DNA簇（cluster）。DNA簇在测序仪上进行序列分析，得出碱基的精确序列。

Genome Analyzer仪器是lumina公司于2007年推出的测序仪。它的读序原理是基于可逆性末端终结反应。在桥扩增过程，四种碱基底物分别标记四种不同荧光，每个碱基末端被保护基团封闭，即单次反应只能加入一个碱基，经过扫描，读取该次反应颜色。然后，除去该保护基团，以使下一个碱基的延伸反应继续进行。如此反复多轮反应，按顺序可排出DNA的序列。

目前该仪器的单端读序长度已经大于36bp，双端读序的长度达2×36bp。读取的准确性在99%以上。每次可平行分析8个非混合独立样品。单次实验可得到$15 \times 10^8 \sim 30 \times 10^8$bp的数据。

（三）连接测序技术

寡核苷酸连接测序技术的基本原理如下：设计8聚体探针，一组共4种不同荧光染料标记的5'末端。通用测序引物与微珠接头序列配对，在连接酶催化下，探针竞争性地与测序引物发生连接反应。连接反应的特异性是由探针中间的第4~5位碱基决定的。可视化检测连接产物发出的光，形成图像，记录第5位碱基位置的颜色。随后切割除去含染料的末端，完成一轮连接反应测序。之后，新引物（比前一个引物减少一个碱基）重新开始连接、成像、切割等过程，每轮包括5~7次连接循环，可读出DNA片段序列的25~35bp。每轮运行可产生超过10×10^8bp的数据。

ABI公司基于以上原理，于2007年推出了新一代基因测序仪SOLiD系统，以四色荧光探针进行连续的连接反应为基础，对单拷贝扩增的DNA片段进行大规模、高通量并行测序。可用末端配对技术和双碱基编码，对复杂基因组进行测序。基因组测序的基本流程如下：①将基因组剪切成小片段，与接头连接，构建随机文库或配对末端文库。②在油包水的微反应器中对文库片段进行PCR扩增，变性扩增产物，与有延伸模板的磁珠杂交，分离除去未反应的片段，富集PCR反应产物。对磁珠上的模板DNA3`端进行修饰，使之能共价键结合到样品板上。③将磁珠沉积在样品板上，并分割成不同的小室。④在连接过程中读出碱基类型，获得测序数据，进行拼接和分析。

三、临床病毒学检验中的应用

高通量测序技术逐步成熟，在生命科学研究的不同领域做出重大贡献，并被越来越多地引入临床检验工作中，包括遗传基因诊断、微生物病原学检验等。下面将对其在临床病毒学检验中的应用进行介绍。

（一）未知病毒的检测

高通量测序技术极大拓展了临床病毒学检验中对未知病毒的探索。运用生物信息学方法对HTS产生的海量序列信息进行分析，可对未知病毒进行鉴定并分析其序列特征。2008年，通过454 GS-FLX平台发现了造成南非不明原因出血热暴发的病原体——Lujo病毒，它是沙粒病毒科的一个新成员。2009年，应用Illumina平台检出导致北京流感暴发的病原——新型H1N1和季节性H3N2流感病毒。2012年，荷兰研究人员利用454 GS-FLX平台，在1例沙特急性肺炎转肾衰的死亡病例的痰液中发现一种全新的中东呼吸综合征冠状病毒。2014年，美国疾病控制与预防中心研究人员通过Iontorrent平台，对经蜱叮咬死亡的患者标本进行分析，发现了一个正黏病毒科索戈托病毒属的新成员。相较于传统临床病毒学检测方法，HTS技术在新病毒的鉴定，尤其是在疾病暴发流行时，在未知病毒的检测方面具有极大的优势。

（二）人类病毒组学

病毒组是指人类、动物、植物或特定环境样品中所有病毒的集合。人类病毒组在一定程度上仍然存在众多未知，应用HTS技术可直接进行深度测序以了解其组成，有利于新病毒的发现并探寻病毒与疾病之间的可能关联。对于健康人体组织，存在的病毒大多为噬菌体，健康人体皮肤、鼻咽部以及粪便中检出的病毒组各有不同。同时，病毒组的组成易受疾病和抗病毒治疗的影响。在疾病状态下，可能出现其他病毒，而这些病毒往往与疾病存在一定的相关性。例如，在淋巴瘤患者血浆中可检出EB病毒或人疱疹病毒8型；脑炎患者血浆中存在单纯疱疹病毒、巨细胞病毒、EB病毒或人疱疹病毒6型；消化道感染患者血浆中出现巨细胞病毒或人疱疹病毒6型等。

（三）病毒遗传进化分析

HTS技术能一次性完成病毒全基因组序列测定，也可同时进行数十个甚至上百个样本中靶基因的测序。通过对病毒基因组序列或全基因组序列的分析，可实现对病毒变异、传播及进化的动态观察，并了解其与疾病进程的关系。研究人员应用HiSeq2500和PacBio-RS平台，分析得到2014年西非埃博拉病毒疫情的毒株是从非洲中部传播而来，该次流行的起因是接触单一的埃博拉病毒天然宿主。通过不同平台，可实现人类免疫缺陷病毒超突变模式和面对宿主免疫应答时的病毒进化，丙型肝炎病毒突变传播、流感病毒株突变频率及抗原稳定性等的研究。

（四）病毒耐药监测

病毒结构简单，故易发生突变，其基因组一旦发生任何变化均会影响其后代的特性表现。在应用抗病毒药物进行治疗时，病毒基因的异质性使其在药物治疗过程中常出现耐药相关基因的突变，从而影响抗病毒治疗效果；或者原低丰度的耐药株迅速复制甚至成为优势毒株而导致治疗失败。相较于Sanger测序，HTS被证实能检出0.1% ～ 1%水平的病毒耐药突变，应用HTS技术可进行耐药病毒株的传播、低丰度耐药突变与临床用药关系，抗病毒药物潜在作用靶点的探索，抗病毒治疗后患者耐药位点突变的检测和探寻新耐药突变位点等方面的研究。

第二节　彗星实验

彗星实验又称单细胞凝胶电泳实验，是由Ostling等于1984年首次提出的一种通过检测DNA链损伤来判别遗传毒性的技术。它能有效地检测并定量分析细胞中DNA单、双链缺口损伤的程度。当各种内源性和外源性DNA损伤因子诱发细胞DNA链断裂时，其超螺旋结构受到破坏，在细胞裂解液作用下，细胞膜、核膜等膜结构受到破坏，细胞内的蛋白质、RNA以及其他成分均扩散到细胞裂解液中，而核DNA由于分子量太大只能留在原位。在中性条件下，DNA片段可进入凝胶发生迁移，而在碱性电解质的作用下，DNA发生解螺旋，损伤的DNA断链及片段被释放出来。由于这些DNA的分子量小且碱变性为单链，所以在电泳过程中带负电荷的DNA会离开核DNA向正极迁移形成"彗星"状图像，而未受损伤的DNA部分保持球形。DNA受损越严重，产生的断链和断片越多，长度也越小，在相同的电泳条件下迁移的DNA量就愈多，迁移的距离就愈长。通过测定DNA迁移部分的光密度或迁移长度就可以测定单个细胞DNA损伤程度，从而确定受试物的作用剂量与DNA损伤效应的关系。该法检测低浓度遗传毒物具有高灵敏性，研究的细胞不需处于有丝分裂期。同时，这种技术只需要少量细胞。

一、抗肿瘤药物对外周血淋巴细胞 DNA 的损伤作用观察（彗星试验）

（一）目的和原理

学习用彗星试验方法测定DNA损伤；观察抗肿瘤药物对外周血淋巴细胞DNA损伤作用。

彗星试验（Comet Assay）又称单细胞凝胶电泳技术（Single Cell Gel Electrophoresisassay, SCGE），是一种在单细胞水平上检测真核细胞DNA单链断裂损伤与修复的灵敏方法。环磷酰胺（Cyclophosphamide，CTX）是一种烷化剂，临床上常用来作为肿瘤抑制剂和免疫抑制剂，它会诱导免疫功能低下，造成外周血淋巴细胞DNA损伤。通过彗星试验可检测CTX对外周血淋巴细胞DNA的损伤程度。

（二）实验对象

昆明种小鼠，雌雄均可，20 ~ 22g。

（三）实验药品

1%环磷酰胺，生理盐水，正常熔点琼脂糖（NMA），低熔点琼脂糖（LMA），PBS缓冲液，细胞裂解液（2.5mol/LNaCl，100mmol/L Na_2EDTA，10mmol/L Tris-HCl，1% TritonX-100，10% DMSO），碱性电泳缓冲液（1mmol/L Na_2EDTA，300mmol/L NaOH），荧光染色剂（4μg/mL 溴化乙啶）。

（四）实验器材

注射器，试管，试管架，载玻片，盖玻片，水平电泳槽，稳压电源，冰箱，荧光显微镜（BX43），LUCIA分析软件（Version4.81）。

（五）实验方法

1.给药方案

实验小鼠随机分成2组，即空白组和CTX组，每组4只。CTX组i. p.100mg/kg CTX，生理盐水组i.p.等量生理盐水。

2.取材

腹腔注射CTX和生理盐水2h后，小鼠眼球后静脉丛取血0.2～0.4mL，用不含钙、镁的磷酸盐缓冲液（PBS）等量稀释，轻轻混匀，备用。

3.彗星试验

（1）制片

第一层为正常熔点琼脂糖（NMA）：将含100μL 1%NMA的PBS缓冲液滴在玻片上，迅速盖上干净的盖玻片，置4℃下20min使NMA凝固。第二层为含细胞的0.5%低熔点琼脂糖（LMA）：取出已经铺好第一层胶体的载玻片，揭去盖玻片，轻轻刮去第一层凝胶，将受检细胞悬液与低熔点琼脂糖凝胶在37℃按1∶1（100μL∶100μL）比例混合，在载玻片上滴加100μL含有细胞的LMA，立即盖上盖玻片，尽量避免产生气泡，置4℃下16～20min使LMA凝固。揭去盖玻片后继续置4℃下5min。

（2）细胞裂解

将载玻片（不加盖玻片）浸入新配制的预冷的4℃细胞裂解液中（含2.5mol/L NaCl、100mmol/L Na$_2$EDTA、10mmol/L Tris-HCl pH10，用前加1%TritonX-100, 10% DMSO）1.5h。

（3）DNA碱解旋

将载玻片取出，置于水平电泳槽中，电泳槽中盛有新配制的碱性电泳缓冲液（1mmol/L Na$_2$EDTA，300mmol/L NaOH pH13），约浸没载玻片胶面0.25cm左右，放置40min。

（4）电泳

在电压18V、电流300mA下，电泳30min。电压、电流可用改变缓冲液液面高度来调节。

（5）中和

电泳后将载玻片取出，蒸馏水漂洗，用0.4mol/L Tris-HCl pH7.5缓冲液中和，每次5min，中和3次。再缓缓加入无水乙醇，将载玻片浸埋1h，之后，晾干或室温下过夜。

（6）染色和阅片

每载玻片加 50μL 溴化乙啶（EB）水溶液，盖上盖玻片染色后立即观察。在荧光显微镜下（200×），DNA 被染成红色。没有发生 DNA 断裂的细胞表现为无 DNA 断片从阴极向阳极迁移，只有一个圆形的荧光头；发生了 DNA 断裂的细胞则表现为断片离开阴极向阳极方向迁移，形成一个像彗星样的拖尾。每个样本随机观察 50 个细胞。

（六）实验结果

采用 LUCIA 彗星分析软件，得到彗星尾矩指标，精确评价细胞 DNA 损伤的程度。实验数据以均值±标准差（x±s）表示，采用 t 检验分析判断显著性差异。

（七）注意事项

1.在铺第一层 NMA 胶时，载玻片需要预热，否则 NMA 胶易凝。

2.揭盖玻片时要小心，待胶充分冷凝后轻轻揭下。

3.电压及电泳时间对细胞 DNA 影响较大，操作时要严格控制。

4.溴化乙啶为致癌物，染色时注意做好防护措施。荧光染色后的标本应尽快在荧光显微镜下观察。

二、彗星法测定化学物质对细胞的 DNA 毒性

（一）实验目的

学习微生物细胞破壁技术；掌握彗星法检测和评价环境中的有毒化合物的方法。

（二）实验原理

彗星实验又称单细胞凝胶电泳实验，是由 Ostling 等于 1984 年首次提出的一种通过检测 DNA 链损伤来判别遗传毒性的技术。它能有效地检测并定量分析细胞中 DNA 单、双链缺口损伤的程度。当各种内源性和外源性 DNA 损伤因子诱发细胞 DNA 链断裂时，其超螺旋结构受到破坏，在细胞裂解液作用下，细胞膜、核膜等膜结构受到破坏，细胞内的蛋白质、RNA 以及其他成分均扩散到电解液中，而核 DNA 由于分子量太大不能进入凝胶而留在原位。在中性条件下，DNA 片段可进入凝胶发生迁移，而在碱性电解质的作用下，DNA 发生解螺旋，损伤的 DNA 断链及片段被释放出来。由于这些 DNA 的分子量小且变性为单链，所以在电泳过程中带负电荷的 DNA 会离开核 DNA 向正极迁移形成"彗星"状图像，而未受损伤的 DNA 部分保持球形。DNA 受损越严重，产生的断链和断片越多，长度也越大，在相同的电泳条件下迁移的 DNA 量就愈多，迁移的距离就愈长。通过测定 DNA 迁移

部分的光密度或迁移长度就可以测定单个细胞 DNA 损伤程度，从而确定受试物的作用剂量与 DNA 损伤效应的关系。该法检测低浓度遗传毒物具有高灵敏性，研究的细胞不需要处于有丝分裂期。同时，这种技术只需要少量细胞。

（三）实验材料

1. 菌种：酵母菌。

2. 培养基：酵母菌完全培养基（CM）包括葡萄糖2%，蛋白胨2%，酵母膏1%，KH_2PO_4 0.1%，$MgSO_4$ 0.05%，琼脂2%，pH值为6.0，121℃灭菌15min。

3. 试剂。

（1）缓冲液A：0.1mg/L pH值为6.0磷酸盐缓冲液，115℃灭菌15min。

（2）缓冲液B（高渗）：缓冲液A加入0.8mol/L山梨醇或甘露醇，121℃灭菌15min。

（3）混合盐液：1.2mol/L KCI，0.02mol/L $MgSO_4 \cdot 7H_2O$，121℃灭菌15min。

（4）蜗牛酶：用高渗缓冲液配成50mg/mL溶液。

（5）1mol/L硫基乙醇、无菌生理盐水。

（6）1%普通琼脂糖：取100mg琼脂糖溶解在10mL PBS缓冲液中。

（7）1%低熔点琼脂糖：取100mg琼脂糖溶解在10mL PBS缓冲液中。

（8）200mL裂解缓冲液：2.5mol/L NaCl29.22g；100mmol/L Na_2EDTA 7.44g；1%N-月桂酰肌氨酸2g；10mmol/L TRIS（pH值为10）0.24g；1% Triton 100 0.5mL（裂解前立即加入）；10%DMSO 5mL（在裂解前立即加入）。若不容易溶解，则搅拌后可加入10片NaOH以帮助溶解。

（9）1.5L电泳缓冲液：300mmol/L NaOH 12g，溶解于1.5L去离子水，0.5mmol/L. Na_2EDTA 18.6g溶解于100mL去离子水（pH值为8），在使用前将3mL 0.5mmol/L NagEDTA与300 mmol/L NaOH混合。

（10）200mL中和缓冲液：取9.72 gTRIS溶解于200mL去离子水（pH值用HCI调节至7.5）。

（11）制备Fpg酶反应缓冲液。

配方：40 mmol/L HEPES，0.1 M KCl，0.5 mmol/L Na_2EDTA，0.2mg/mL牛血清蛋白BSA（BSA100×，10mg/mL）。

根据现有的BSA 0.25mL，有：0.2mg/mL × Y = 10mg/mL × 0.25mL，Y = 12.5mL。

再根据12mL缓冲液体积，计算缓冲液所需的试剂用量：①HEPES（40mmol/L），HEPES称取114.384mg；②KCI（0.1mol/L），KCl称取89.46mg；③Na_2EDTA（0.5mmol/L），Na_2EDTA称取2.233mg（首先称重23.3mg溶解于10mL蒸馏水，然后取1mL）；④BSA吸取240μL。

配制方法：称取HEPES、KCl、Na₂EDTA混合，然后取11μLKOH调至pH值为8.0，再加入240μL BSA和760μL蒸馏水。用KOH调至pH值为8，于-20℃下储存。

（12）Fpg酶的准备。

配方：4μL Fpg酶，40μL甘油，360μL酶反应缓冲液。此时酶浓度为100%。取10μL分装到38个微量离心管，然后等分剩余的610μL缓冲液到19个微量离心管中。此产品建议储存在-20℃条件下。两种等分样品须在-80℃ MEP16样品盒中储存。使用时，取300μL酶反应缓冲液与Fpg酶混合，做1：3 000稀释后使用。

4.器材：恒温箱，荧光显微镜，电泳装置，载玻片，锥形瓶，电磁炉，暗室，暗盒。

（四）实验方法

1.酵母菌原生质体的制备

（1）将单倍体酵母菌接入CM锥形瓶中，置30 ℃振荡培养20h，吸取2mL菌液接入30mL新鲜的液体CM中，继续振荡培养6h。

（2）上述菌液于3 000r/min离心10min，用无菌生理盐水洗涤两次，调整并制成约10⁸个/mL的菌悬液。

（3）于无菌离心管中加入：①菌悬液2 mL；②1mol/L疏基乙醇0.1mL；③缓冲液C0.4mL；④混合盐液1.6mL；⑤蜗牛酶1mL(浓度1%)。置30℃水浴中处理约60min，镜检。

2.载玻片的制备

以热的PBS（磷酸缓冲盐液）作母液，用1%的琼脂糖包被载玻片——将100μL琼脂糖均匀地铺展在温热的载玻片上（铺展须使用干净的载玻片）。完全干燥后的载玻片可以在室温条件下的气密箱中储存1周。

将100μL细胞悬液加入到300μL 1%低熔点琼脂糖（保持在37℃）中。将100 pL细胞琼脂糖混合液分次重复加在一个制备好的载玻片上，然后用盖玻片覆盖——使琼脂糖均匀地扩散（琼脂糖必须足够温暖以保持流体状态）。于30s内，立即将制备好的载玻片置于冰块上，用白色卷纸覆盖，以固定琼脂糖，但是要注意避免使细胞破裂。

3.裂解细胞

准备两组载玻片，一组用于正常测定（不含Fpg酶），另一组含有Fpg酶以做对照。取下盖玻片，将盖玻片置于黑盒，并在4℃的细胞裂解缓冲液中浸泡至少1h。用酶缓冲液将Fpg酶稀释至1：3 000，并在-4℃下储存在冰箱中。

4.加酶处理

裂解后在37℃下黑暗中孵育30min，并且加入50μL Fpg酶，用酶缓冲液稀释1：3 000稀释或50μL不含酶的酶缓冲液，后者作为无酶处理的对照。将盖玻片置于琼脂糖上，进行孵育。

5. 孵育

取出盖玻片并将盒中的载玻片移至黑暗环境在4℃下凝固30min。在暗室中——用新制备的冷运行缓冲液填充电泳槽顶部的孔，并且注意将载玻片在不暴露于光的条件下，放置在具有磨砂边缘的槽的左手边。用电泳缓冲液覆盖电泳槽表面；盖上盖子，放置40min。

6. 电泳

40min后，在黑暗中进行电泳，以 23 V电压，280 ~ 300mA电流，进行电泳20min。如果电压不能保持在23V，则可通过调节液面来调电压。

7. 观察

电泳后，小心地从槽中取出载玻片，加入冷的中和缓冲液，5min后，排出多余的缓冲液，用25μL溴化乙锭溶液对载玻片染色，并盖上盖玻片。将玻片置于湿巾（用水湿润）上，并于4℃密封盒中保藏。在2d内进行分析。使用荧光显微镜和Komet5.5软件进行彗星分析，测量100 ~ 200个细胞的头部DNA百分含量和尾部DNA百分含量。

三、彗星实验检测单细胞 DNA 损伤的方法

（一）SCGE 的原理和优点

1.SCGE 的原理

真核细胞的生物膜在细胞裂解液的作用下被破坏，使细胞内的DNA、蛋白质及其他成分进入凝胶，继而扩散到裂解液中，唯有核DNA仍附着在剩余的核骨架上而留在原位。如果细胞未受损伤，电泳中核DNA停留在核基质中，经荧光染色后呈现圆形的荧光团，无拖尾现象。若细胞受到损伤。在碱性电泳液（$pH > 13$）中，DNA双链解螺旋且碱变性为单链，单链断裂的碎片离开核DNA向阳极迁移，形成拖尾。细胞核DNA受损伤越严重。产生的断链或碱变性碎片就越多，片断也越小。电泳表现为彗星尾越长和彗尾越亮。通过荧光显微镜观察有无彗星及彗尾的长度、亮度、出尾率等。判断细胞DNA有无受到损伤及损伤程度。

2. SCGE 的优点

SCGE具有以下优点：①SCGE能够对单个细胞的DNA损伤进行研究；②适用范围广，可检测各种类型组织细胞；③简便经济快速，所需样品细胞数目少（< 10 000个），检测时间短，步骤较为简单花费甚少；④敏感性高、可检出 0.1 个DNA断裂/10^9道尔顿。

（二）实验步骤

1.实验材料的采集和处理

采取静脉血1～5mL（根据研究需要确定采血量），加肝素或枸橼酸钠抗凝，用无钙/镁的磷酸缓冲液（PBS）稀释1倍，然后用等体积淋巴细胞分离液分离（1 500r/min，4℃，30min或3 500r/min，4℃，2min），吸取中间层淋巴细胞，加PBS离心（1 500r/min，8min），弃上清，用RPMI-1640细胞培养液配成10^9个/mL的淋巴细胞悬液，立即用于实验或置4℃待用。

对于首先分离出淋巴细胞再进行检测的方法，任泽肪等则认为在现场人群研究中是不必要和不合适的。在离体情况下增加一道分离细胞的工序势必对细胞造成损伤，而SCGE法本身非常敏感，容易导致假阳性结果，且需要较多的血量；而直接用白细胞就可以避免分离过程中对细胞DNA的人为损伤，且只需10～20μL全血，微量采血法便可得到。对于白细胞各成分（粒细胞、淋巴细胞和单核细胞）在SCGE中的表现特征的差异，相关研究人员认为，白细胞各成分在全血中的分布是随机和均匀的，只要操作一致，各组间仍是可比的。

2.SCGE的操作方法

（1）制片第一层胶：将预热45℃的80μL，0.6%的正常熔点琼脂糖（NMA）滴在磨砂载玻片的磨砂面上，迅速用一干净玻片边缘将胶铺平，或加盖盖玻片压平胶面，将玻片置保湿盒内，4℃，10min使胶凝固。第二层胶：将10μL待测细胞悬液盒75μL，0.6%的低熔点琼脂糖（LMA）在37℃混匀，滴在第一层胶板上（加盖玻片者须先轻轻揭去盖玻片），迅速加干净的盖玻片使胶铺平，将玻片置保湿盒内，4℃，10min使胶凝固。第三层胶：在凝固的LMA层上滴加37℃，0.6%IMA，盖上盖玻片，使其凝固。铺第一层胶的目的是使第二层胶平整、附着紧密，铺第三层胶的目的是对第二层胶中的细胞起保护作用。

（2）裂解

移去盖玻片，将载玻片水平浸入新配制的细胞裂解液（2.5mol/L NaCl，100 mmol/L Na_2EDTA，10mmol/L Tris.1%肌氨酸钠，pH＝10，用前加入1%体积的Triton X-100，10%二甲亚矾）中至少1h。此步骤的目的是溶解细胞膜及核膜，除去蛋白质、RNA等，仅存留核骨架。

（3）解旋

从裂解液中取出载玻片，用蒸馏水浸泡或PBS冲洗，洗去胶表面的盐溶液然后将载玻片置于水平电泳槽中，倒入新配制的碱性电泳缓冲液（1mmol/L Na_2EDTA，300mmol/L NaOH，pH＝13），约没过胶面0.25cm，碱解旋20～40min，以便使DNA在碱性条件下解旋成单链DNA，使DNA断片在电泳场中易于迁移。

（4）电泳

电压25V，电流300mA，低温避光，电泳20～40min。

（5）中和

将载玻片取出，用0.4mmol/L Tris缓冲液（pH7.5）中和2～3次，每次5～15min，以除去碱和去污剂，以免影响染色效果。

（6）染色观察

根据显微镜的滤镜种类选择染色剂。常用吖啶橙（2mg/L）、溴化乙啶（20mg/L）、碘化丙啶（2.5～5.0mg/L）、4,6-联脒-2-苯基蚓哚（5mg/L）或苯并噁唑啉-4-喹啉等，用50～100μL，滴置胶板上，盖上盖玻片，24h内检测，时间过长将导致荧光减弱。上述过程均应在黄光或红光下操作，以避免DNA的额外损伤。

（三）结果分析和影响因素

1.结果分析

由于"彗星"成像是因损伤DNA在电泳中从核内迁出，故"彗星"尾长、密度等是评价和量化电泳结果的重要因素。在低损伤剂量范围内尾长与损伤呈线性关系，但当损伤剂量超过某一范围时，尾长并不随损伤的增加而增长，此时，尾部DNA密度（荧光强度）与损伤程度的关系更为密切。Olive提出尾素（tailmoment）的概念，即尾部DNA百分含量与尾部距离的乘积。在高剂量损伤下，尾素与损伤程度仍保持较好的线性关系。故该参数能较满意地用于多种情况下的SCGE分析。最常用的方法是根据DNA损伤程度分级评分：无损伤（<5%）；低损伤（5%～20%）；中度损伤（20%～40%）；高度损伤（40%～95%）；完全损伤（≥95%）。

2.影响因素

影响SCGE检测灵敏性的主要因素有：①凝胶的浓度：凝胶浓度越大，电泳时迁移阻力越大，迁移率越小；反之，凝胶浓度越小，电泳时迁移阻力越小，迁移率越大，通常选用的凝胶浓度为0.5%～1%。②细胞悬液的浓度：细胞悬液浓度过大，干扰细胞DNA的迁移，易引起假阴性结果；而浓度过低，则会给细胞计数带来困难。③电泳条件：电压、电流强度和电泳时间都与DNA迁移长度有直接关系。④碱处理时间：适当延长碱处理时间和电泳时间可提高SCGE的灵敏度。此外，还与凝胶纯度、电泳液的组成及pH值、染色剂及染色时间、细胞所处的周期等因素有关。

（四）致DNA损伤因子

用于诱导外周血淋巴细胞DNA损伤的因子很多，如甲基叔丁基醚（MTBE）、NaF、人造矿物纤维（MMMF）、过氧化氢（H_2O_2）、辐射、重金属、烹调油烟等，此外，有人对吸烟者及慢性乙型肝炎患者的外周血淋巴细胞的DNA损伤情况也进行了研究。

1. 甲基叔丁基醚

黄关麟等发现，甲基叔丁基醚在10 ~ 40mmol/L的浓度范围内，体外实验可致人外周血淋巴细胞DNA损伤，且随着浓度的增加，DNA损伤程度及细胞受损百分比均有增高趋势。

2. NaF

孙建霞等发现NaF对外周血淋巴细胞DNA有损伤作用，且随着NaF剂量的增加，受损细胞阳性率呈上升趋势，存在明显的剂量—反应关系，DNA迁移长度和NaF浓度之间也有剂址—反应关系。随着NaF浓度增加，彗星指数增大，表明DNA的受损程度加重。

3. 人造矿物纤维

张幸等发现人造矿物纤维10种JFM纤维和温石棉、石英均可明显引起人淋巴细胞的DNA链的断裂，且矿物纤维对DNA的损伤作用不仅随纤维尺寸的变化而变化，也与纤维的类型包括化学构成、晶体结构、表面物理化学特性有关。

4. 过氧化氢

安文林等用25 ~ 200 μmol/L过氧化氢处理外周血淋巴细胞5min和20min后，发现彗星样细胞出现率随过氧化氢浓度的增加和作用时间的延长而增多，过氧化氢的浓度越大，损伤时间越长，其彗星样淋巴细胞的尾长也越大，表明外周血淋巴细胞DNA的损伤程度对过氧化氢有明显的剂量依赖关系。

5. 辐射

Vijavalaxmi发现SCGE能检出0.05Gyγ射线引起的人血淋巴细胞DNA损伤。罗瑛等应用SCGE技术定量检出0.1 ~ 1Gy范围内射线诱导的人血淋巴细胞DNA损伤。洪承皎等用SCGE分别检测受到了γ射线照射的小鼠及从事X射线探伤工人的外周血淋巴细胞DNA单链断裂，发现0.5Gy和5.0Gyγ射线照射组小鼠的外周血淋巴细胞彗星百分率显著高于对照组，工人的外周血淋巴细胞彗星百分率也显著升高，另外还发现不同的损伤剂引起细胞DNA断裂的时间不同，如丫射线接触早期直接引起DNA链断裂，而紫外线（UV-C）则一般在照射1h后致淋巴细胞DNA断裂最严重。

6. 重金属

相关研究人员对淋巴细胞用5μmol/L砷染毒处理24h、可见淋巴细胞呈明显的DNA泳动，在5 ~ 20μmol/L的浓度范围内，砷染毒量与细胞彗星尾涌动量间呈显著的剂量—反应关系和时效关系，且认为各种受试细胞（PMA-HL60.DMSO-HI.60.HL60）中，淋巴细胞对砷的基因毒性反应的敏感性最弱。朱靳良等发现5×10^{-7}mol/L的氯化汞处理人外周血淋巴细胞即见明显的DNA损伤，且剂量越大DNA损伤越严重。而用较低剂量的铅处理人外周血淋巴细胞所造成的DNA损伤比对照组还低，推测可能与铅引起DNA交联有关，因为DNA交联可阻止DNA在凝胶中的迁移。

7.慢性乙型肝炎

相关研究人员用SCGE方法对慢性乙型肝炎患者和健康体健者的外周血淋巴细胞进行检测，发现慢性乙型肝炎患者的外周血淋巴细胞DNA损伤严重，而健康体检者的外周血淋巴细胞DNA则无明显损伤。

8.其他遗传毒性物质

例如烹调油烟，相关研究人员发现烹调油烟颗粒有机提取物对淋巴细胞的DNA有损伤作用，且存在明显的剂量—效应关系和时间—效应关系。又例如吸烟，相关研究中发现吸烟者的外周血淋巴细胞DNA损失程度明显高于非吸烟者，且DNA损伤程度与每日吸烟量呈线性关系。

单细胞凝胶电泳技术因具有灵敏、快速、简便、适用范围广等优点而被广泛应用，外周血淋巴细胞也因具有采集方便、对机体损伤小、可用于活体检测等特点而越来越受到研究者的广泛关注，可望在遗传毒理学、环境评价、生物检测等诸多领域，尤其在对自然生活状态下的活体检测中发挥重要作用，而对于在现场人群中直接用白细胞进行研究的可行性尚有待进一步探讨。

参考文献

[1] BEATTY B，等.荧光原位杂交技术 [M].王瑛，张诗武主，译.天津：天津科技翻译出版公司，2003.

[2] 白秀峰.生物药物分析 [M].北京：中国医药科技出版社，2002.

[3] 鲍时翔，黄惠琴.海洋微生物学 [M].北京：中国海洋大学出版社，2008：153-154.

[4] 陈清西.酶学及其研究技术 [M].厦门：厦门大学出版社，2015.

[5] 陈石根，周润琦.酶学 [M].上海：复旦大学出版社，2001.

[6] 丁显平.现代临床分子与细胞遗传学技术 [M].成都：四川大学出版社，2002.

[7] 樊龙，陈威，吴胜.气相色谱分析法在油浸式变压器预知诊断中的应用 [J].电工钢，2022，4（05）：38-41.

[8] 韩秀蕊.血液病实验诊断技术 [M].天津：天津科学技术出版社，2014.

[9] 胡福泉.现代基因操作技术 [M].北京：人民军医出版社，2000.

[10] 胡优，邹建淑.气相色谱分析法在农产品质量安全检测中的应用 [J].农家参谋，2022（03）：81-83.

[11] 贾天军，李永军，徐霞.临床免疫学检验技术 [M].武汉：华中科学技术大学出版社，2021.

[12] 江燕.PCR技术在转基因食品检测中应用 [J].粮食与油脂，2007（05）：40-41.

[13] 江正强，杨绍青.食品酶学与酶工程原理 [M].北京：中国轻工业出版社，2018.

[14] 李冬梅.环境微生物群落结构解析实验技术 [M].哈尔滨：哈尔滨工业大学出版社，2019.

[15] 李亮，陈思敏.气相色谱技术的发展与应用的探讨 [J].科技经济市场，2018（04）：5-6.

[16] 李学章.现代分析技术在药物分析中的研究与应用 [J].化工时刊，2020，34（07）：27-29.

[17] 李艳，张平安，邵华.感染免疫学诊断与分析 [M].北京：人民军医出版社，2006.

[18] 李永峰，那冬晨，魏志刚.环境分子生物学教程 [M].上海：上海交通大学出版社，2009.

[19] 李毓琦.现代酶法分析 [M].北京：北京医科大学，中国协和医科大学联合出版社，1994.

[20] 刘爱平.细胞生物学荧光技术原理和应用 [M].合肥：中国科学技术大学出版社，2012.

[21]刘国诠，余兆楼.色谱柱技术[M].北京：化学工业出版社，2001.

[22]刘朋.白酒检测中气相色谱分析法的应用探究[J]食品安全导刊，2021（18）：172+174.

[23]龙子江，宋睿.生物化学与分子生物学实验技术教程[M].合肥：中国科学技术大学出版社，2020.

[24]伦永志.现代医学检验进展[M].厦门：厦门大学出版社，2018.

[25]罗洁.高通量测序技术在肺癌领域的应用[M].上海：上海交通大学出版社，2018.

[26]彭涛.核酸等温扩增技术及其应用[M].北京：科学出版社，2009.

[27]乔晓会，白慧娟.分析化工色谱中常用的几种色谱法[J]化学工程与装备，2011（01）：177-178.

[28]尚遂存.有机化学实验操作与技术[M].西安：西安地图出版社，1996.

[29]石若夫主.微生物学实验技术[M].北京：北京航空航天大学出版社，2017.

[30]孙晓莉，李晓晔.色谱分析[M].西安：第四军医大学出版社，2012.

[31]汪川主.分子生物学检验技术[M].成都：四川大学出版社，2016.

[32]王伯沄，李玉松，黄高昇，等.病理学技术[M].北京：人民卫生出版社，2000.

[33]王德田，董建强.实用现代病理学技术[M].北京：中国协和医科大学出版社，2012.

[34]王福荣.生物工程分析与检验[M].北京：中国轻工业出版社，2005.

[35]王金胜.酶工程[M].北京：中国农业出版社，2007.

[36]温洪宇，王秀颖，徐瑕.微生物分子生态学原理及技术[M].徐州：中国矿业大学出版社，2019：20-21.

[37]武瑞兵，张建宇.分子生物学技术[M].广州：世界图书出版广东有限公司，2015.

[38]夏之宁，季金苟，杨丰庆.色谱分析法[M].重庆：重庆大学出版社，2012.

[39]肖静，余道军，王新华.现代医学检验技术[M].天津：天津科学技术出版社，2018.

[40]邢秀玲.病原生物学与免疫学[M].郑州：河南科学技术出版社，2019.

[41]徐茂军.转基因植物食品的检测策略[J].食品与发酵工业，2001，27（12）：69-74.

[42]杨佳何.气相色谱分析农药残留的基质效应及其解决措施研究[J].新农业，2022（18）：16-17.

[43]袁勤生，赵健.酶与酶工程[M].上海：华东理工大学出版社，2005.

[44]詹益兴.实用色谱法[M].北京：科技文献出版社，2008.

[45]张冬青.生物药物分析[M].广州：华南理工大学出版社，2008.

[46]张雄鹰，樊卫平.微生物学与免疫学[M].2版.北京：中国医药科学技术出版社，2021.

[47]张怡轩.生物药物分析[M].北京：中国医药科技出版社，2015：85-86.

[48]赵广荣，杨冬.现代生命科学与生物技术[M].天津：天津大学出版社，2008.

[49]赵淑娟，沈松松，刘思中.食品检测技术在转基因食品中的应用[J].中国食品，2022
（12）：113-115.

[50]郑文杰，赵祥平.核酸扩增技术原理及应用[M].北京：科学出版社，2013.

[51]郑越中，张正红，陈国强.生物药物分析与检验[M].成都：电子科技大学出版社，
2020：28-29.

[52]中国食品药品检定研究院.体外诊断试剂检验技术[M].北京：中国医药科技出版社，
2019.

[53]仲其军，江兴林，范颖.生物化学检验新版[M].武汉：华中科技大学出版社，2017.

[54]周晓云.酶学原理与酶工程[M].北京：中国轻工业出版社，2005.

[55]朱立平，陈学清.免疫学常用实验方法[M].北京：人民军医出版社，2000.

[56]朱诗国，程晓东.医学免疫学[M].上海：上海科学技术出版社，2020.

[57]邹鸿燕.免疫学检验理论与临床[M].天津：天津科学技术出版社，2018.

[58]邹莉波.药理学与毒理学实验[M].2版.北京：中国医药科技出版社，2014.

[59]邹小波，赵杰文，陈颖作.现代食品检测技术[M].3版.北京：中国轻工业出版社，
2021.